MIRACLE FOOD

疲れない体をつくる
最高の食事術

牧田善二
糖尿病専門医

小学館

はじめに

「とくに病気はないはずだが**体がだる重い**」
「**午後になるとどっと疲れ**が出てしまう」
「睡眠時間はちゃんと確保しているのに**眠気がひどい**」
「いろいろ**億劫《おっくう》に感じてため息**ばかりついている」

こうした、心身ともに冴《さ》えない症状を訴える人が急激に増えています。どうやら、性別や世代を問わず、**現代人はやっかいな慢性疲労を抱えている**ようです。

その原因について本人に推測してもらうと、働き盛りの世代では、多くが仕事や家事の負担が大きすぎることや、ストレスが溜《た》まっていることなどを挙げます。

より具体的に、満員電車での通勤、過酷な売り上げノルマ、子どもの教育問題、ご近所との軋轢《あつれき》……などを疲労の理由として口にする人がいます。

シニア世代の場合、疲労は加齢による心身の衰えだと受け止められがちです。もはや、「年だから仕方ない」と諦《あきら》めているわけです。しかし、その諦めが根本原因を見誤らせ、よりマズい状況をつくりだすのです。

私は、現代人を疲れさせている**最大の原因が「食事」にある**と考えます。

みなさんが普段から無意識に口にしているもの、あるいは良かれと思って積極的に摂取しているものが、**さらに疲労を蓄積させる**結果を招くのです。

ここで、ちょっと、自分の生活を振り返ってみてください。

●大事な仕事の前には栄養ドリンクで気合いを入れる
●会議で頭が疲れたら缶コーヒーやジュースで一服
●家事の合間に甘い物を食べるのが楽しみ
●午後もバリバリ働けるようにランチはしっかり大盛りで
●水代わりにスポーツドリンクを愛飲している

なにか一つでも、思い当たるものはありませんか？

このような習慣を持っている人は、「それによって元気になる」と思っているはずです。

しかし、まったく逆の結果を招いています。

こうしたことで**元気になるのは一瞬**のことで、その後さらなる疲労感に襲われます。ただ一時的に元気になるために繰り返し、どんどん疲れやすい体にしてしまっているのです。

言ってみれば、〝麻薬〟に頼って生きるのと同じような状況にあります。

典型的な例として、みなさんも午後2時から4時くらいの間に、やたらと眠くなることがあるでしょう。頭の中ではしっかり働こうと思っているのに、体がだるくてどうしようもないということが。

この原因は、昼食に摂《と》った**糖質**（米飯などの炭水化物も含みます）にあります。

眠くなっているとき、実はみなさんの体の中で、**「血糖値の乱高下」**という非常にマズい反応が起きています。

慢性疲労を訴える人の大半は糖質を摂りすぎており、血糖値に異変を来《きた》しています。つまり、血糖値の乱高下を呼ぶ**「糖質過多の食生活」**こそが、現代人の疲労の根本原因なのです。

午後の仕事を頑張るために大盛りライスを食べたり、砂糖たっぷりの栄養ドリンクで気合いを入れたりしていたら、頑張るどころか余計に疲れてしまって当然というわけです。

しかも、血糖値の乱高下が引き起こすのは「疲労」に留《とど》まりません。いつまで経《た》ってもすっきりしない慢性疲労を、単純に「疲れが溜まっているんだな」で片付けることはできません。

それは、**健康寿命という重大な問題にも繋《つな》がる**からです。

運動をした後の心地よい疲労感でもない限り、私たちの体が疲れているのは異常事態です。眠い、だるい、頭がぼーっとする、集中力が続かない……という慢性疲労は、気のせいではなく、明確な原因があって起きています。

その原因を解決しない限り、みなさんを苦しめている疲労感は消えません。そして、「たかが疲労」と軽視しているうちに、がん、心筋梗塞《しんきんこうそく》、脳卒中、認知症、腎臓病、糖尿病、高血圧症といった病気のリスクを高めてしまいます。

また、**疲れやすい人は太りやすい人であり、老化が進みやすい人**でもあります。疲れやすい人は、見た目もヨボヨボになりがちです。

決して、疲れやすい体を放置してはいけないのです。

本書で私は、疲労というものの〝**真犯人**〟と、その〝**撃退法**〟について詳しく述べていきます。

医学的に正しい知識を身につけ、現代社会の新たな〝病〟とも言える「疲労」という問題と決別し、健康で、元気に長生きできる体を手に入れてください。

目次

第2章 腎臓の疲れはあらゆる病気を呼び込む

第4章

「疲労」「肥満」「老化」を防ぐ15の基本

第1章

現代人の疲労の原因は食事にあり

甘い物を摂ったときの効果は一瞬

脳が騙され
慢性疲労に
導かれる

俳優の中谷美紀さんが、長く「機能性低血糖症」を患っていることをSNSで公表し、話題になりました。

機能性低血糖症とは、食後の血糖値が急激に上がり、それに対応するために膵臓《すいぞう》からインスリンというホルモンが過剰に分泌され、今度は血糖値が下がりすぎてしまう病気です。

そもそも血糖値は、よほど高くならない限り特別な症状は出ません。むしろ、少し高いくらいのときは、アグレッシブに行動できます。

一方で、血糖値が下がりすぎると、眠気、倦怠感《けんたいかん》、吐き気、めまい、動悸《どうき》、頭痛、思考力や集中力の低下などさまざまな不快症状に襲われます。

中谷さんもこうした症状に苦しめられたはずですが、彼女の場合、**病気という認識**を強く持ち、きちんと治療を受けています。

問題は、**気づかずに血糖値の乱高下を繰り返している人たち**です。おそらく、みなさんも他人事《ひとごと》ではありません。

たとえば、食後しばらくして眠くなってしまう人や、慢性的な疲労感や不調に悩まされる人は、程度の差こそあれ血糖値の乱高下を起こしています。ただ、そうした危ない状況を、自覚なく見過ごしているだけです。そして、その根本原因は、よかれと思って補給しているものがつくっているのです。

疲れを感じたときに、なにか**甘い物を欲しがる人**が結構います。みなさんも覚えがあるかもしれません。そんなときは、手軽なコンビニスイーツや和菓子、あめ玉、ジュース、缶コーヒーなどを口にして、ほっと一息つくことでしょう。

たしかに、人間は甘い物を食べると瞬間的に元気になります。でも、それは肉体的疲労が消えたわけではありません。急激に血糖値が上がり、ドーパミンやセロトニンといったホルモンが分泌されることで**脳が高揚感に包まれているだけ**。要するに、**脳が騙《だま》されている**わけです。

しかも、それこそがみなさんを慢性的な疲労に導いてしまうのです。甘い物を摂ったときの効果は短期的で、元気になるのは一瞬です。

その後は、血糖値の乱高下による疲れがどっと出ます。そして、あたかも薬が切れた薬物依存患者のように、甘い物が欲しくてたまらなくなります。

つまり、「疲れた」→「甘い物を食べよう」→「さらに疲れた」→「もっと甘い物を食べよう」という**負の連鎖**に、多くの人がからめとられているわけです。

甘い物は、疲れたときの救世主ではありません。**救世主の仮面を被った悪魔**だということを、まずはしっかり覚えてください。

加えて、より重要なのは、その負の連鎖を引き起こすのは、実は「甘い物」だけではないということです。米飯やパン、麺類といった**炭水化物も糖質の塊**であり、重度の慢性疲労を引き起こす犯人です。

また、コンビニや薬局で売られている、栄養ドリンクやエナジードリンク、スポーツドリンクにも糖質がたっぷり含まれます。「眠気を吹き飛ばそう」「もうひと頑張りしよう」という目的で飲むのは、明らかに逆効果。元気になった錯覚を起こしているだけです。

みなさんの慢性疲労をつくりだしているのは、自分の体に対する誤解、それも**「よかれと思っての誤解」**がほとんどです。言い方を変えれば、その誤解を解いていけば、すっきり快適な体が手に入ります。

米飯を食べるのと砂糖をなめるのは同じ

血糖値は糖質を摂ると上がる

みなさんが健康診断を受けるとき、たいてい「朝食は食べずに来てください」と言われるはずです。その主な理由は、血液検査の数値に影響が出ないようにするため。とくに、血糖値は食事をすると上がってしまうので、朝食抜きの状態で「空腹時血糖値」を計測するわけです。

ただ、厳密には「食事をすると血糖値が上がる」のではなく、**「糖質を摂ると血糖値が上がる」**というのが正解です。そして、糖質とは甘い物だけでなく、炭水化物も同様だということを繰り返し述べておきます。

血糖値は、健康診断ではもっぱら糖尿病の診断に使われますが、慢性疲労やほかの怖い病気にも関わってくる重要な数値です。ここでは、糖質を摂ることでみなさんの血糖値がどう変化するのかについて説明しましょう。

それにはまず、改めて「糖質」について理解を深めてもらう必要があります。
おそらくみなさんは、「三大栄養素」という言葉を聞いたことがあるでしょう。栄養学における極めて基本的な用語で、糖質（炭水化物）、タンパク質、脂質の3つを指します。

この三大栄養素のうち、血糖値を上げるのは糖質だけで、**タンパク質も脂質も血糖値を上げません**。というのも、血糖値とは血液中のブドウ糖濃度のことであり、ブドウ糖は糖質からしかつくられないからです。

糖質には、その構造によって、単糖類、二糖類、多糖類などの種類があります。ざっくり言うと、ブドウ糖は単糖類で、砂糖は二糖類、米飯など炭水化物は多糖類です。

砂糖の二糖類は、ブドウ糖が2つ連なった分子構造をしています。米飯やパン、麺類などの炭水化物は多糖類で、ブドウ糖がたくさん連なっています。

ただ、いずれも口に入れて咀嚼《そしゃく》し、胃で消化される過程で連なりがほどけ、**すべて1つずつのブドウ糖に分解**されます**（図①参照）**。

つまり、米飯を食べるのと砂糖をなめるのは結果的に同じことです。

図1 糖質の種類と消化の仕組み

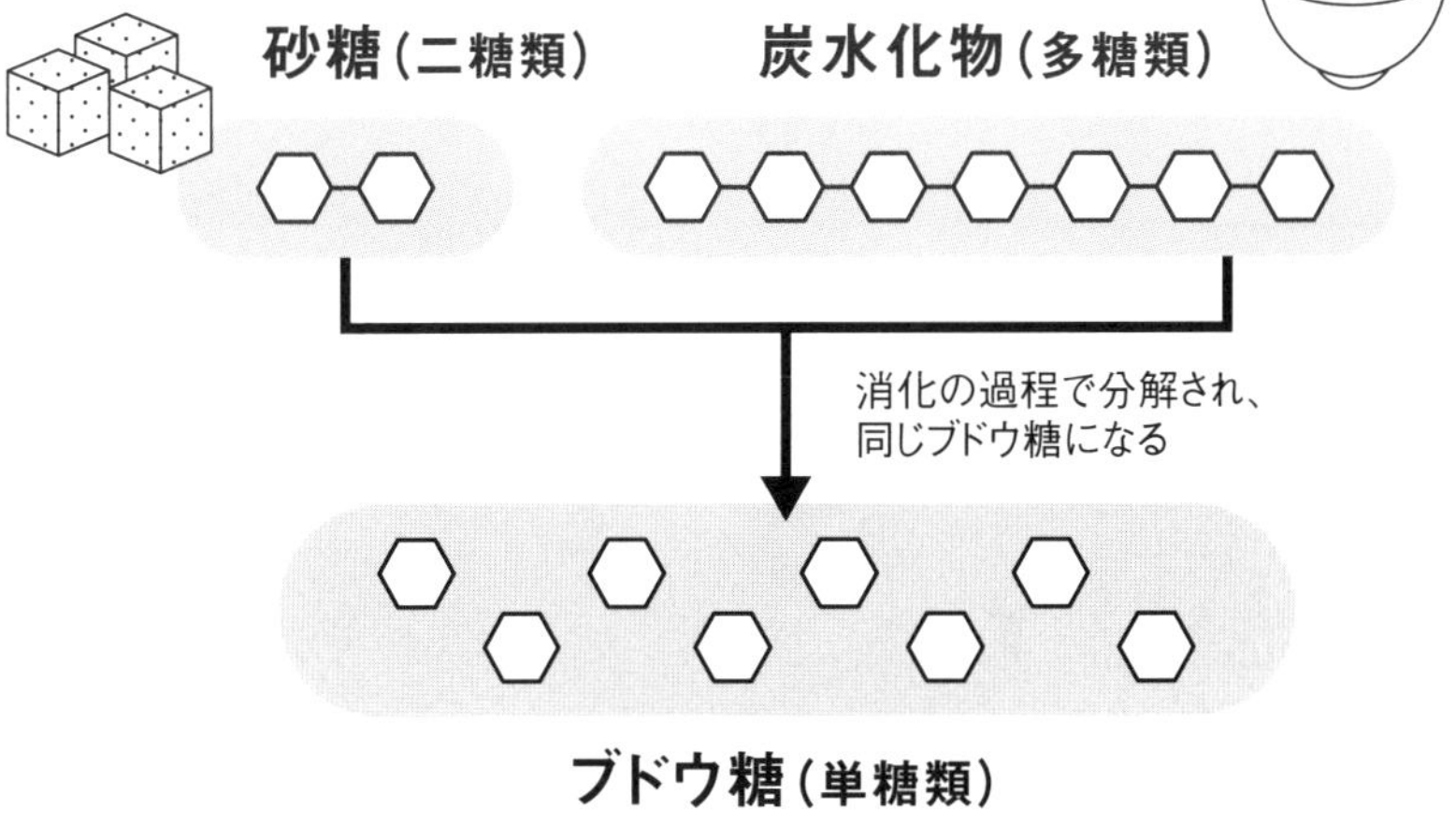

こうして分解されたブドウ糖は、小腸から血液中に吸収されます。血液中にブドウ糖が吸収されれば、血糖値が上がるわけです。

ただし、私たちの体はうまくできていて、血糖値が上がりすぎないような仕組みが備わっています。

血液中にブドウ糖がたくさんあることを察知すると、膵臓からインスリンというホルモンが分泌され、余ったブドウ糖を処理してくれるのです。

このとき、血液中にブドウ糖がたくさん存在すれば、それを処理するためのインスリンもたくさん分泌されます。

すると、今度は血糖値が下がりすぎてしまい、数々の不快症状が出て、慢性疲労へと繋がるわけです。

血糖値の乱高下で体がボロボロになる

命に関わる低血糖の大問題

血糖値は上がりすぎてもいけないけれど、下がりすぎるのも大問題です。

29ページ（**図②**）に、「低血糖」と呼ばれる、血糖値が下がりすぎたときの主な症状を載せたので見てください。

血糖値が60（mg／dL、以下同）を切ると空腹感やだるさ、動悸、不安感など心身の不快な症状が現れ始め、45くらいから集中力が低下したり、視覚や言語にもおかしなところが出てきたりします。30を切れば昏睡《こんすい》やけいれんなどを起こし、**命に関わります。**

さすがにみなさんは30を切るようなことはないでしょうが、60より低くなる事態は、たびたび生じている可能性があります。ただ、それに気づかず、「疲れたな」「だるいな」で済ませているだけなのです。

こうした危ない低血糖は、意外なことに**高血糖が引き起こします。**

血糖値が異常に上がってしまったために、インスリンがたくさん出て、今度は異常に下がるのです。この症状を**「反応性低血糖」**と呼びます。

本来、血糖値は70から１４０くらいの範囲に留まっているのが理想です。

そして、なるべく乱高下しないようにするのが、疲れ知らず、病気知らずの体を保つ秘《ひ》訣《けつ》です。

しかし、健康診断の血液検査では「正常値」に収まっている人でも、実は血糖値が激しく変動しているケースが多々あります。健康診断のときは空腹だから低いけれど、食後にドカンと上がっているのです。これを**「食後高血糖」**と言いますが、測定していないからわからないわけです。

わからないままに、糖質過多の食事をして血糖値を大きく上げ、その反応として今度は血糖値を大きく下げる。このように、「食後高血糖」と「反応性低血糖」を繰り返して体をボロボロにしているのが現代人です**（図③参照）**。

なお、食後高血糖は、後に説明する**「ＡＧＥ」（終末糖化産物）という悪性物質の産生を促す**ため、さらに疲れやすくなり、さまざまな病気を引き寄せてしまいます。

図2 低血糖とその症状

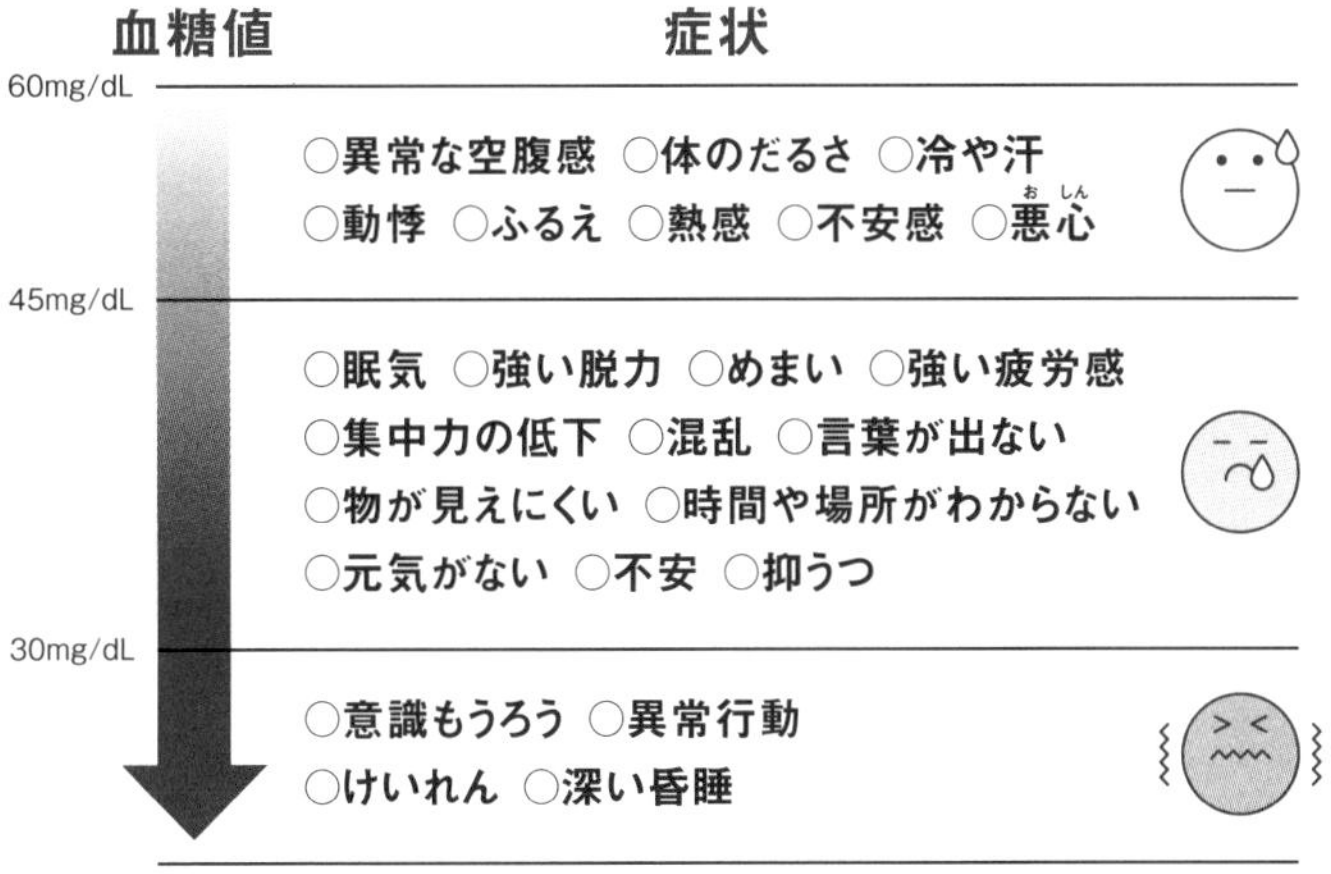

図3 糖質過多が疲労を招く

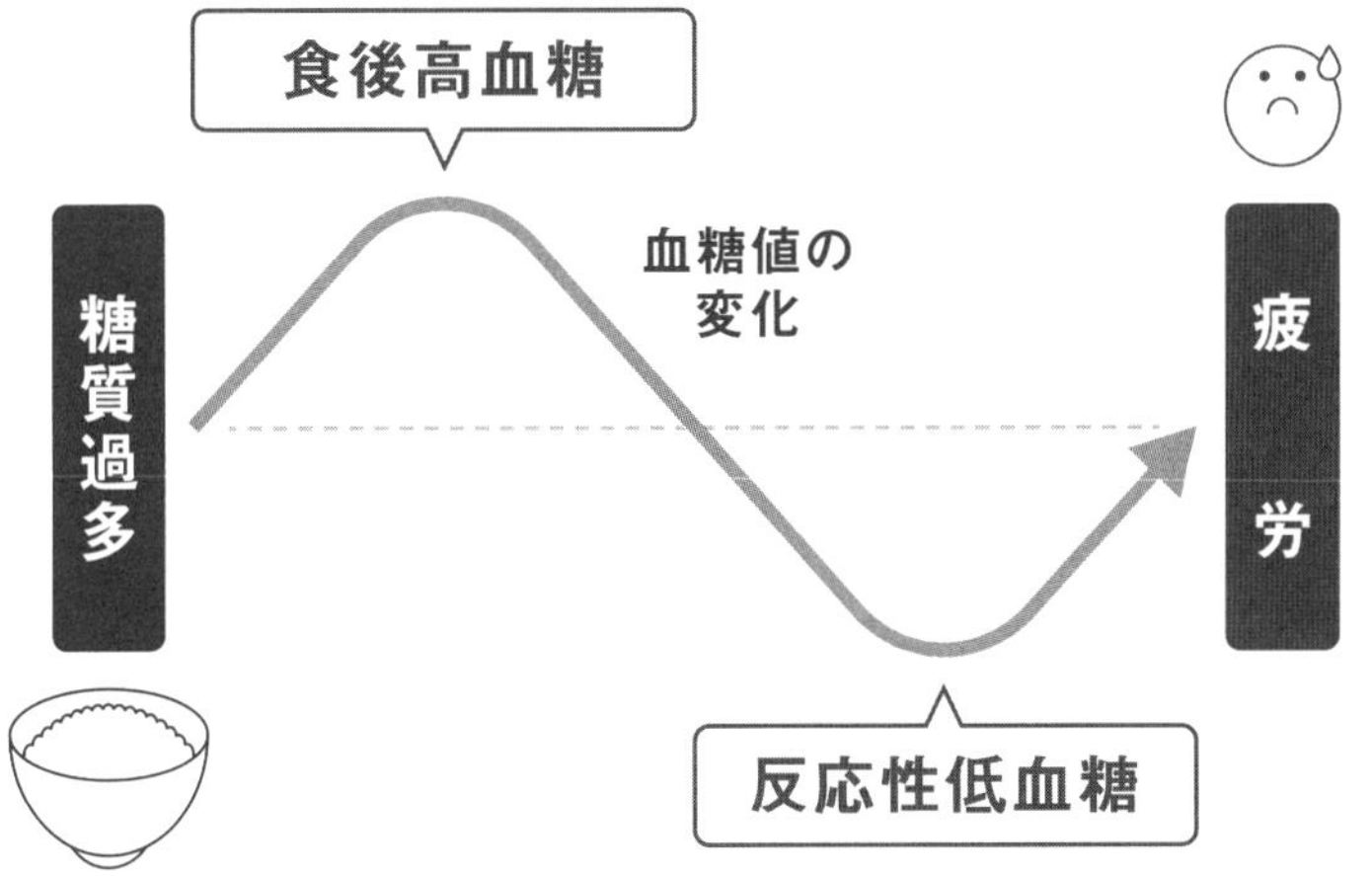

現代人の大半は糖質の過剰摂取である

先にも述べたように、血糖値を乱高下させ慢性疲労を引き起こすのは、もっぱら糖質であり、肉や魚などのタンパク質や脂質はなんら影響しません。

ですから、**疲れたときに肉を食べるのはいい**けれど、甘い物や米飯、ラーメンなどを食べると逆効果です。

それなのに多くの人が、疲れたときには甘い物や、ガッツリとした丼飯、大盛りラーメンなどを食べたがります。

なぜ、逆効果であるにもかかわらず、疲れると糖質を摂ってしまうのでしょうか。それは、現代人の多くが〝**糖質中毒**〟だからです。

ご自身は糖質をたくさん摂っているつもりなどなくても過剰摂取しており、その結果、自覚なく中毒に陥っています。現代人は、そういう環境に置かれているのです。

どういうことか説明しましょう。

私たち人類の祖先が誕生したのは、約７００万年前とされています。その祖先の時代から、私たちのＤＮＡはほとんど変化していません。

大変に長い年月をかけて世代を繋いできた間、祖先たちは狩猟や採集で食べ物を得ていました。おそらく、たまに捕まえた動物の肉や魚、木の実や野草類が主だったはずです。私たちは**本来、そういうものを食べるようにできている**のです。

農耕技術が生まれて米や小麦を栽培できるようになったのは、ほんの1万年前のこと。ましてや、白い砂糖が広く出回ったのは産業革命以降です。**「日本人はもともと米を食べてきた」というのは間違い**で、私たちの体は、糖質をあまり摂らないことを前提に設計されています。

一方で、糖質は最も重要なエネルギー源となる栄養素です。私たちは、糖質を摂ることで得たブドウ糖と、呼吸で取り込んだ酸素を反応させてＡＴＰ（アデノシン三リン酸）というエネルギー源をつくりだしています。

この作用は、タンパク質や脂質にはできないもので、**生きるために糖質は不可欠**です。

そのため、人類の体の設計には、「糖質を摂れる機会を見逃さないように」という要素も組み込まれています。

脳はチャンスさえあれば、「もっと糖質を摂りなさい」「ほら、そこに糖質があるじゃないか」と私たちに囁《ささや》きかけます。

そして、命令通りに糖質を摂ったら、**「脳内麻薬とも言われるドーパミンが出て幸せな気分になる」というご褒美《ほうび》**をくれます。

でも、この機能が理想的に働いていたのは、なかなか糖質が摂れない遠い祖先の時代まで。身の回りに糖質が溢《あふ》れている現代社会では、大半の人は過剰摂取し、その結果、疲れを溜め込んでしまうのも当然と言えるのです。

危険な〝糖質中毒〟という負の連鎖

糖質摂取がさらなる疲労を呼ぶ

脳が命令するままに糖質を摂れば、ドーパミンが分泌され、一時的に快楽を感じます。「元気が出た」と思えたのはドーパミンによるもので、言ってみれば**「脳の錯覚」**です。

これは、ぐっすり眠ったり、入浴して血行改善されたり、マッサージで筋肉がほぐれたりして「疲れが取れた」のとは、まったく別物です。

それどころか、糖質摂取はさらなる疲労を呼び起こします。

ここで、35ページの**図④**を見てください。

糖質を摂ってドーパミンが分泌され、快楽を得るところで終わればいいのです。一度で終われば問題ないけれど、**実際には繰り返されます。**

というのも、上がった血糖値はインスリンの作用で下がっていきます。

しかも、血糖値が急激に上がり得られた快楽が大きいときほど、インスリンも大量に出て今度はドカンと血糖値が下がります。

血糖値が下がりすぎれば、前述したような不快な症状に襲われます。そこで、**「また糖質を摂って元気になろう」**という負の連鎖に陥るのです。

糖質を摂取してドーパミンが出れば一時的に元気になるものの、その後の低血糖で疲労感が増し、それを解決するためにまた糖質を摂り、ドーパミンが出て一時的に元気になるものの……この状態は、紛れもなく〝糖質中毒〟です。

糖質中毒は、薬物やニコチンの中毒（依存症）となんら変わらないのですが、なぜか問題視されません。米飯も砂糖も子どもの頃から口にしてきた食べ物だけに、**まさか中毒に繋がるなんて誰も思わない**のでしょう。

しかし、ここで非常に重要なことが見落とされています。人々が子どもの頃から米飯や砂糖を口にしてきたのは、ごく最近の話だということです。

長い人類の歴史から見たら、米や小麦粉、ましてや砂糖はとても新しいものであって、「安全だからいくらでも食べていいだろう」というわけにはいきません。

図4 糖質中毒と血糖値の動き

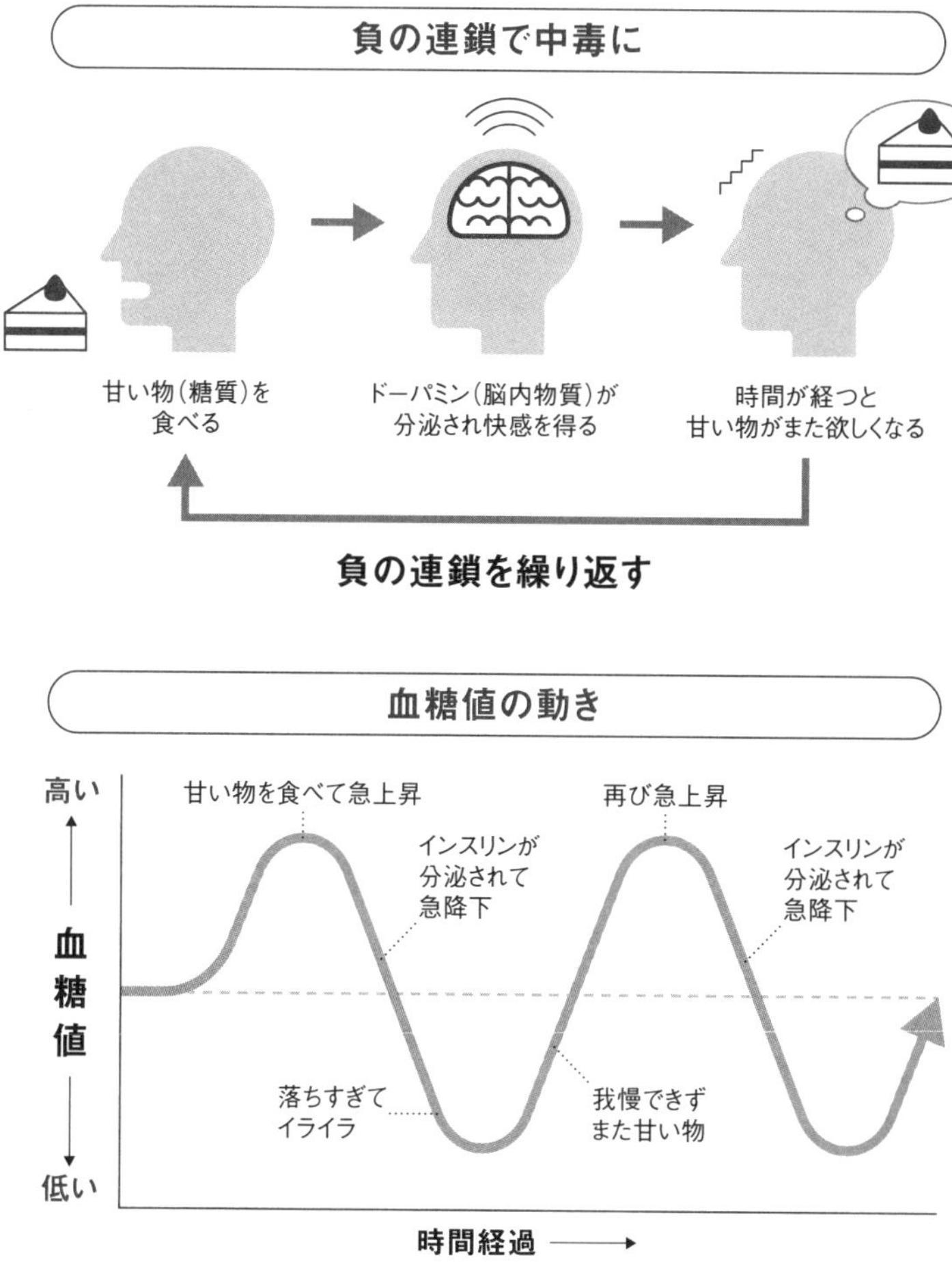

疲労、肥満、老化という不健康一直線

糖質過多の食生活で老化も進む

詳しい方法論は3章以降で述べますが、疲れない体をつくりたければ、まずは糖質中毒から抜け出すことが必須です。「自分は糖質中毒になんてなっていない」などと油断してはなりません。

現代人の多くが、本来、人類が必要とされているよりも多くの糖質を摂っており、それによって疲れを溜め、健康を害しています。

糖質過多の食生活を続けていれば、私たちの体は、大きく3つの段階を踏みながらボロボロになっていきます。

❶短期的には「疲れやすくなる」

❷中期的には「太りやすくなる」

❸ 長期的には「老けやすくなる」

「疲れやすい」と感じて本書を手に取ってくれたみなさんは、少なくともすでに第一段階にいるわけです。

気づかぬうちに糖質過多の生活を続け、疲れを感じているということを、軽視してはいけません。それは、単に「疲れた」では終わらない、**不健康一直線のレールに乗っている**ことを示しているからです。

次項でそのメカニズムを説明しますが、糖質過多が原因で疲れている人は、**やがて太っていきます**。「もう太っている」と自覚している人は、不健康一直線レールの第二段階まで進んでいます。

さらに、糖質過多が原因で疲れていると、人より**早く老けていきます**。老けるということは、見た目の問題に留まりません。体の中も老けている、つまり、あらゆる怖い病気に罹《かか》りやすいということです。

❶ 疲れやすくなる

❷ 太りやすくなる

❸ 老けやすくなる

この、どれも御免こうむりたい3つの嫌な段階は、すべて糖質過多の食生活が招いています。

疲れを癒《いや》したくて甘い物を食べる。

疲れているけど頑張るために大盛りライスを食べる。

こうした、みなさんが「よかれ」と思っている行為が、**自らを疲れさせ、太らせ、老いさせ、どんどん不健康な状態に追い込んでいる**のです。

疲労を招く食生活でなぜ太るのか

カロリーではなく糖質が原因

これまで何度も述べてきたように、糖質をたくさん摂ると血糖値が乱高下し、眠気やだるさ、集中力の低下などに代表される慢性疲労を招きます。みなさんの**疲れをつくりだしているのは、糖質の多い食生活**です。

では、それがなぜ、肥満に繋がるのでしょうか。

いまだに多くの人が、太るのは「カロリーの高いものを食べ過ぎているからだ」と思っています。

「痩せたければ、出る（使う）カロリーよりも、入れる（食べる）カロリーを少なくすればいいだけだ」と、したり顔で言う人もいます。医師ですら、そう信じている人がたくさんいます。

一見、論理的なようですが、人間の体はそれほど単純なものではありません。そこには、**消化・吸収などの「生化学」の視点が抜け落ちています**。

「カロリー理論」でいくと、カロリーが高い脂身たっぷりのステーキをたくさん食べていれば、どんどん太ってしまいます。しかし、そんなことはありません。

実際には、脂身たっぷりのステーキを3枚食べた人より、米飯を3杯食べた人が太ります。太る原因は、糖質であって、タンパク質や脂質ではないからです。

そのメカニズムを説明しましょう。

前にもふれたように、米飯などに含まれる糖質も砂糖と同様、消化の過程ですべてブドウ糖に分解されます。

そのブドウ糖は、小腸から血液中に吸収されて血糖値を上げます。そのとき、膵臓からインスリンが分泌されて、血糖値が上がりすぎないよう対処します。

そして、この**「対処」が肥満に繋がる**のです。

血液中に余ったブドウ糖は、最初はインスリンによってグリコーゲンという物質に変えられ、筋肉や肝臓に蓄えられます。

ただ、グリコーゲンとして貯蔵できる量はさほど多くなく、残ったブドウ糖は、今度は中性脂肪に変えられ、脂肪細胞に取り込まれます。

どうして、余ったブドウ糖が中性脂肪に変えられるかといったら、そのほうが**備蓄するのに効率的**だからです。

日本人の食生活は圧倒的に糖質が多い

糖質は１グラム４キロカロリーなのに対し、脂質は同じ１グラムで９キロカロリーのエネルギーを持っています。少しでも軽い状態で多くのエネルギーを有しているほうが有利ですから、ブドウ糖が積極的に中性脂肪に変えられるのです。

これもまた、人類が生き抜くための優れたプログラムですが、糖質過多の現代社会においては、それによって多くの人が太ってしまうわけです。

つまり、肥満のメカニズムは、糖質を摂りすぎて余った**ブドウ糖が中性脂肪に変えられ、脂肪細胞に取り込まれる**というものです。

口から食べたステーキの脂身が、そのまま脂肪細胞に取り込まれるわけではありません。あくまで、糖質がみなさんを太らせるのです。

そもそも脂質は、多くの人が想像しているような悪者ではありません。それどころか、脂質は細胞膜の原料となるなど重要な働きをしており、むしろ摂取量が足りていないくらいです。

一般的な日本人の一日の三大栄養素摂取量は、タンパク質約70グラム、脂質約60グラムであるのに対し、炭水化物（糖質）は4倍ほどの約250グラムにもなります。

このように、**圧倒的に糖質が多いのが日本人の食生活の特徴**です。

しかも、これは平均的な値であって、米飯やパン、麺類が好きな人はもっと食べているでしょう。

その結果、疲れやすくて太りやすい体になってしまうのです。

糖質過多は老化や病気にまっしぐら

老化を促進するＡＧＥの正体

糖質過多の疲れる食生活は、老化を促進します。

米飯やパン、麺類など炭水化物の多糖類も、砂糖のような二糖類も、消化の過程で全部ブドウ糖に分解されることは、前にも述べました。

ブドウ糖は、果物に多い果糖（91ページで詳述）と並んで単糖類と呼ばれます。この単糖類は、体の中のタンパク質とくっついて変性することがわかっています。その作用を**「糖化」**といいます。

そして、**糖化によってAGEという極めて悪性の老化促進物質がつくられる**のです。

私たちの全身の細胞には、ＡＧＥをキャッチするＲＡＧＥという「ＡＧＥの受容体」があるのですが、ＡＧＥがＲＡＧＥに結合すると、その部位には炎症が起き、活性酸素の発生も盛んになります。

活性酸素が発生すれば、細胞などが傷つき、機能が阻害される「**酸化**」が進行します。

実は、**糖化と酸化は同時に起きる反応**だということが、最近の研究でわかってきました。

そのため、別々に扱うのではなく「**酸化糖化反応**（glycoxidation）」と呼ぶべきだという提唱がなされています。

こうした酸化糖化反応は、体を内側から疲れさせ、あちこちに**慢性の炎症**を持続させます。そうした変化は体のどこでも起きますが、目で見てわかりやすいのは、皮膚の疲れの象徴であるシワやシミです。

年齢を重ねると皮膚にハリがなくなってシワやシミが増えるのは、老化促進物質でもあるＡＧＥがたくさんつくられているからです。

皮膚に限らず、筋肉も血管も内臓も骨も……私たちの体は、ほぼタンパク質でできています。

つまり、ブドウ糖が余分にあれば、あちこちでＡＧＥがつくられる環境にあり、酸化糖化反応が起き、慢性炎症がどこでも生じるわけです。

慢性炎症は急性の炎症と違い、**痛みや腫れなどの自覚症状がほとんどありません。**

しかし、慢性炎症が持続することが、がん、心筋梗塞、脳卒中、アルツハイマー病、糖尿病、腎臓病、動脈硬化、骨《こつ》粗《そ》鬆《しょう》症などの**恐ろしい生活習慣病を引き起こす**ことが明らかになっています。

ですから、糖質過多の食生活は、疲労を溜めるだけでなく、老化まっしぐらであり、あらゆる命に関わる病気への近道となるのです**（図⑤参照）**。

なお、ＡＧＥは糖質の多いものを食べることで体内でつくられるだけでなく、ＡＧＥを含んだ食品を食べることで**外からも取り込んでしまいます**。

とくに、高温で食材を調理することでＡＧＥが増えることがわかっています。それについては、４章で詳しく解説します。

図5 糖質過多の食事がもたらす3つの悪弊

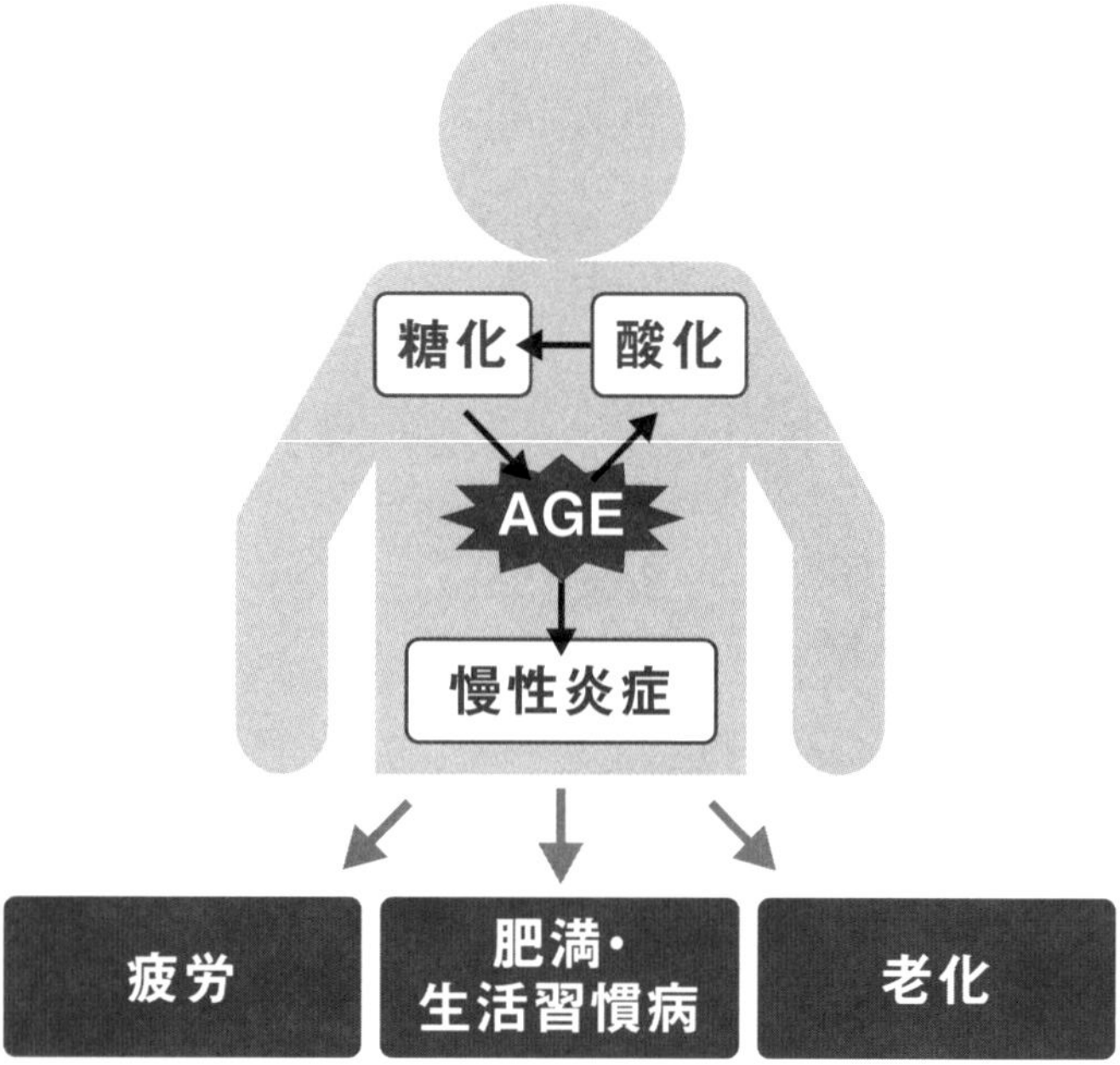

100歳を過ぎても元気な人の好物

チョコと赤ワインの健康効果

人類史上、最も長生きしたとされるのが、フランス人女性のジャンヌ・カルマンさんです。1875年2月21日生まれの彼女は、1997年8月4日に**122歳で亡くなるまで、寝たきりにもならずハツラツと暮らしていました。**

生前の写真を見てみると、車椅子こそ使っているものの、100歳を過ぎてもおしゃれで快活に過ごす様子が伝わってきます。

南仏アルルに在住していたため、生前のゴッホに会ったことがあるというくらいですから、その長寿のほどがわかるでしょう。

あまりにも健康で長生きだったので、晩年のカルマンさんについて「娘が本人になりすましていたのではないか」という疑念が囁かれたことがあります。しかし、フランス国立保健医学研究所の専門家たちがデータを精査し、本人であることが確認されています。

このカルマンさんが、大好きでよく口にしていたのが、**赤ワインとチョコレート**です。チョコレートは1週間に1キロ食べたこともあったそうです。

もう一人、あと少しで１２０歳というところまで生きたアメリカ人女性、サラ・ナウスさんも**チョコレート好きで有名**でした。

また、長寿者が多い地域として有名なイタリアのサルデーニャ島には、肉体労働をこなしながら**一日に1リットルものワインを飲む元気な高齢者**がたくさんいます。

後ほど詳しく述べますが、赤ワインにもチョコレートにもポリフェノールという健康にいい成分が豊富に含まれています。そうした成分が、疲れ知らずの体をつくり、健康長寿に寄与していることは確かでしょう。

私たちの体は、食べたものでつくられ、食べたもので変わっていきます。

口から入れたものは、胃に送られて消化され、腸を経由して便として肛門から出てきます。その過程で私たちは、「美味《おい》しかった」とか「お腹がいっぱいになった」という満足感を得ます。

しかし、そうした満足感のためだけに食事をしていたのでは、いつまで経っても慢性疲労から抜け出せません。

大事なのは「生化学」です。噛《か》み砕《くだ》いて言うならば、**食べたものがどういう成分に分解され、血液を通して体の中に吸収されていくか**ということです。

ブドウ糖は、エネルギー源としては大事だけれど、現代人が余らせすぎている成分の代表格です。

そして、余れば血糖値の乱高下を呼び、疲れを促進してしまう成分でもあります。

疲れ知らずの丈夫な体をつくるのに、**食事の変革は必須**で、それは、いくつになってからでも遅すぎるということはありません。

食事を変えれば最後まで人生を謳歌できる

たとえば、血液中のタンパク質は、数分から長くても数か月で入れ替わります。悪性物質の入れ替わりが行われた後に、先に説明したＡＧＥという悪性物質を溜めないよう食生活に気を配れば、**血管が脆《もろ》く硬くなることを阻止**できます。

血管の状態が良くなれば、全身に栄養が行き渡り、**内臓から皮膚まで若返らせることが可能**です。

一方で、なにも手を打たず、おかしな食事を続けていたら、**倍速で体の老化は進みます。**

みなさんが今「疲れやすい」と感じているのは、食事についてなにも手を打っていないからです。

あるいは、手を打っているつもりでも間違っているからです。

食事を根本から正しいものに変えて、疲れにくい体をつくりましょう。

そういう体を手に入れられれば、カルマンさんたちのように、**最後の一日までハツラツと人生を謳《おう》歌《か》できる**ようになるのです。

第 2 章

腎臓の疲れはあらゆる病気を呼び込む

悲鳴を上げない「腎臓の疲れ」に要注意

脳や筋肉の疲れよりタチが悪い

一口に「疲れ」と言っても、さまざまな種類があります。

スタンフォード大学でアスレチックトレーナーを務める山田知生氏は、著書『スタンフォード式疲れない体』の中で、疲れには大きく3つの種類、すなわち**「脳神経系由来の疲れ」「筋肉の疲れ」「内臓の疲れ」**があると区分けしています。

たとえば、難しい問題について考えたり、長時間の会議に参加したり、あるいは、ストレスが溜まっているときなども、「あー、頭が疲れた」と感じるはずです。

激しい運動をすれば、筋肉が疲れます。逆に、デスクワークばかりで運動不足の状態が続くと、首や肩、背中がこります。これもまた、一種の筋肉の疲れです。

一方、内臓の疲れで自覚しやすいのが胃腸です。食べすぎたり、消化の悪いものや傷んだものを口にしたりすれば、胃もたれ、吐き気、腹痛、下痢などの胃腸症状がてきめんに現れます。

これら**3つの疲れは、お互いさまざまにリンク**しています。

適度な運動をしたことで「筋肉の心地よい疲労感」に包まれていれば、思考も前向きになり、内臓も活発に働きます。

でも、内臓が疲れていて体調が悪ければ、いいアイデアも浮かばないし、運動をする気にもなりません。頭も筋肉もネガティブな状態にし、悪い慢性疲労を蓄積させるという点で、**内臓の疲れはタチが悪い**のです。

内臓の疲れのなかでも、**最も注意が必要なのが「腎臓」**です。

腎臓は、胃腸のようにすぐに悲鳴を上げないけれど、とても疲れやすい臓器です。そして、腎臓の疲労は全身の疲労を呼びます。

みなさんが慢性疲労を蓄積させている裏には、**腎臓の劣化があるかもしれません**。

腎臓は空豆のような形をしており、背中側の左右に2つあります。

ストレスで胃がキリキリ痛んだり、緊張して心臓がドキドキしたりすれば、いやでもそれら臓器の存在を意識しますが、腎臓は「沈黙の臓器」と言われるくらいおとなしいので、どうしても**軽視されがち**です。

しかし、腎臓は非常に大事な**「解毒」という役割**を担っています。

私たちの体には、ただ生きて呼吸をしているだけで老廃物や毒素が溜まります。それらを体の外に出さなければ、**疲れるどころか命を失ってしまいます。**

その老廃物や毒素はどうやって体外に出ていくのかといったら、腎臓で濾過《ろか》されて「尿」として排泄《はいせつ》されるのです。

――尿は便よりもずっと神秘的で複雑

意外に思うかもしれませんが、私たちの健康を守るための、**老廃物や毒素の最も代表的な排出ルートは「便」ではありません。**便に含まれるのは、食べ物のカスと腸内細菌の死《し》骸《がい》、消化酵素などにすぎません。

専門的には、口から肛門までを「消化管」と呼びます。そして、この一続きの管は「体外」と捉えられています。食べ物のちくわの穴は外界に接しており、決してちくわの中身ではありません。それと同じようなものです。

食べ物、水、空気、消化液などがその管の中を通り過ぎ、途中で必要な栄養素や水分が

「体内」に取り込まれ、残りの不要物が便として排泄されるだけ。便の排泄システムは、案外単純なのです**（図⑥参照）**。

一方、**尿は便よりもずっと神秘的で複雑**です。体内で発生している老廃物や毒素を腎臓が濾過し、それら不要物だけを尿として体外に出しているのですから。

「すっきり快便」は気持ちのいいものですが、消化管の働きが悪くて便が排泄されなくてもお腹が張るくらいの話です。ところが、腎臓の働きが悪くて老廃物や毒素を尿に出せなくなったら即、命に関わります。

このように、腎臓は最強かつ究極のデトックス（体内に蓄積した有害物質を排出すること）機能を有しており、毎日せっせと働いてくれています。しかし、おとなしい働き者ゆえに、疲れていてもなかなか弱音を吐きません。

文句を言い出したときには相当に弱っており、回復不可能なことも多いのです。

腎臓病には大きく、急性と慢性があります。急性腎臓病は、急激に症状が現れる反面、適切な治療を行うことで多くが治癒します。一方、慢性腎臓病は、**静かに進行していき、気づいたときには手遅れ**になりがちです。

まずは腎臓が大事な臓器だということを覚えておいてください。

図6 消化管の仕組み

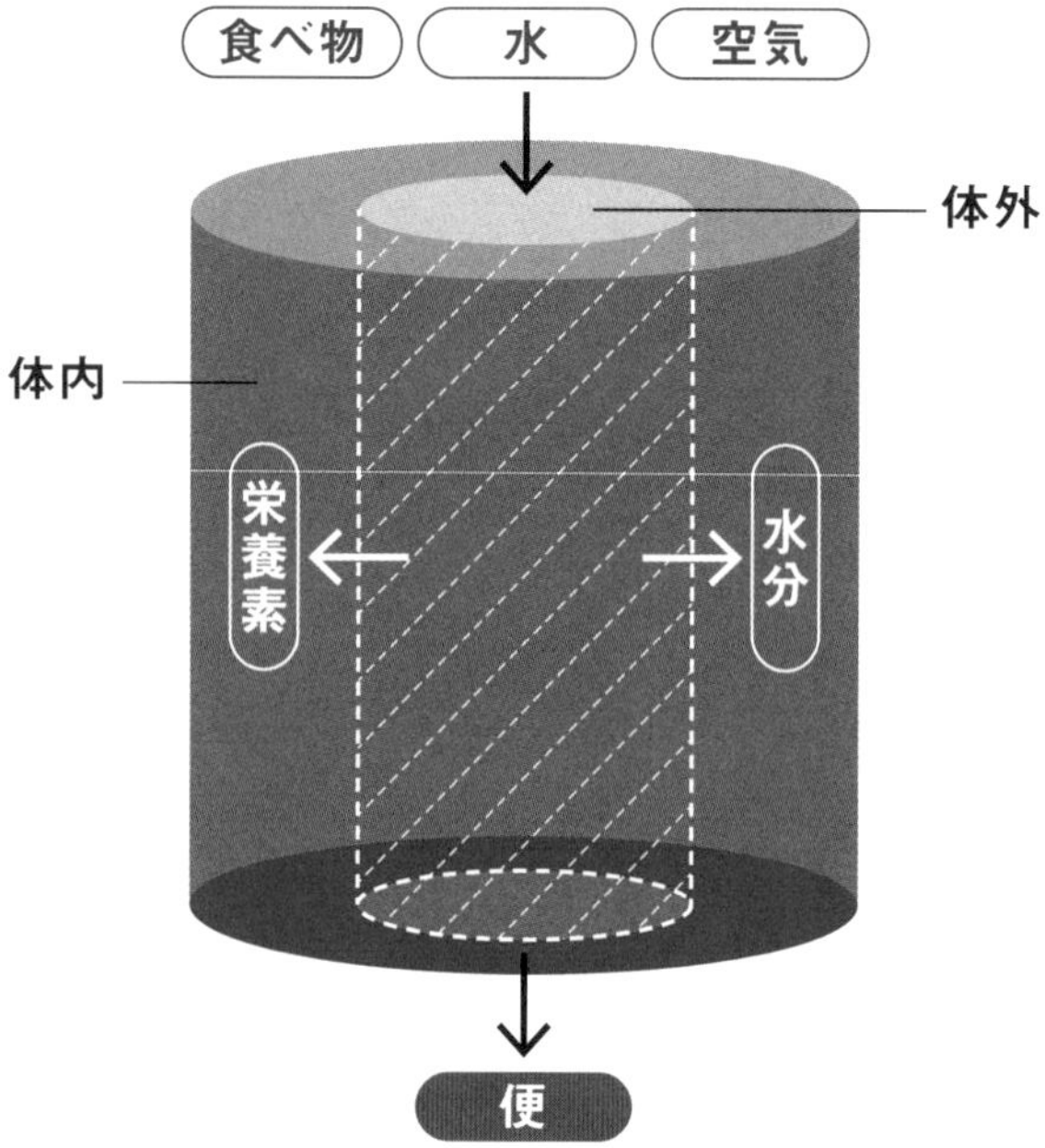

痛くも痒くもない
糖尿病の何が怖いのか

合併症で
死に至る
病気を患う

糖質過多の食生活を送っていれば、血糖値が上がり「糖尿病」になりやすいというのは想像がつくでしょう。現在、日本には約１０００万人の糖尿病患者がおり、その**予備群も含めると２０００万人**を突破すると言われています。

予備群の段階で適切な手を打てば健康体に戻ることも可能ですが、多くの人が「血糖値が高い」と指摘されても放置します。

それどころか、明らかな糖尿病で「今すぐ治療が必要ですよ」と言われても、病院に行かない人がたくさんいるのです。

というのも、**糖尿病自体は痛くも痒《かゆ》くもない**からです。血糖値が３００を超えるくらいから喉の渇きなどを感じ、５００を超えてしまうと意識障害などを起こして命に関わります。しかし、２００くらいまでならなんの自覚症状もありません。

だからといって治療しないでいると、糖尿病は確実に進行し、やがて合併症を起こします。**糖尿病が怖いのは、糖尿病自体ではなく合併症**です。

主な糖尿病合併症として、網膜症、神経障害、腎症などがあります。

網膜症がひどくなれば失明してしまいます。

神経障害によって痛みを感じなくなれば、壊疽《えそ》や心筋梗塞などが起きていても気づかず悪化させてしまいます。

しかし、それらに増して腎症は深刻です。網膜症や神経障害は予防対策も進んでいて、重症になる患者さんは減っていますが、逆に腎症は重症者が激増しています。

今、日本では透析を必要とする慢性腎臓病の患者さんが30万人を超えていて、そのうち**約4割が糖尿病の合併症**によるものです。

透析とは、腎臓がまったく働かなくなってしまった患者さんの血液を専門の器機に通すことで、老廃物や毒素を排出する治療です。糖尿病の合併症などで慢性腎臓病が進行すると、透析が不可欠となります。さもなければ、老廃物や毒素が溜まって、即、命に関わるからです。

しかしながら、**透析はとても過酷な治療**です。1回5時間ほどかかり、その間ずっと腕に針を刺し、横になっていなくてはなりません。以前は1回4時間ほどで終えていたものの、少しでも長く時間をかけたほうが患者さんの体にとっていいことがわかり、今は5時間がスタンダードになっています。

――ひとたび発症すれば健康体には戻らない

しかも、そうした治療を1日おきに週に3回受けねばなりません。かつ、この治療は、一度始めたらやめることはできません。

当然、仕事や家事を今までのようにやるのは不可能だし、旅行にもほとんど行けません。それほど大変な思いをしても、透析に入ると4割くらいの患者さんが**5年以内に亡くなってしまいます**。

こうした事態に繋がりかねない糖尿病は、みなさんが想像しているよりもずっとやっかいな病気です。

糖尿病をひとたび発症すると、糖質への感受性コントロールがきかなくなります。少し糖質を摂っただけで血糖値が急激に上がってしまい、もう**健康な状態には戻りません**。糖質制限をすれば、そのときの血糖値は正常に保たれますが、それは糖尿病が治ったのではありません。糖尿病は一度罹ったら、ずっとつきあっていかなければなりません。

また、前述した3つの合併症だけでなく、糖尿病があると**がんや心筋梗塞、脳卒中、認知症、骨粗鬆症、歯周病などのリスクが上がる**ことがわかっています。

ですから、糖尿病には罹らないのが一番。そのために、自分の血糖値の状態と、そこからくる疲労について無関心でいてはなりません。

血糖値の乱高下が理由の慢性疲労があるのに、その根本原因に気づかずにいたらどうでしょう。「疲れを取るため」と、さらに甘い物を食べたり、エナジードリンクを飲んだりすることでしょう。

その結果、本格的な糖尿病になり、やがてそれをひどくして腎臓をダメにしかねません。慢性疲労の原因を正しく理解し、対処することが絶対に必要なのです。

ＡＧＥが増えると腎臓が悪くなる

腎臓が濾過して尿に排泄している老廃物や毒素には、1章でふれた悪性物質のＡＧＥも含まれます。

ＡＧＥは体中で悪さをして老化を促進しますが、腎臓がしっかり働いていれば一定量は排出されます。しかし、**腎臓の働きが悪くなるとＡＧＥが溜まりやすくなり**、慢性的な疲れが取れないのはもちろん、いろいろな病気に罹りやすくなります。

一方で、ＡＧＥが溜まりやすい生活を送っていると、大切な腎臓が害されるとも言えます。まさに、**ＡＧＥと腎臓は切っても切れない関係**にあるのです。

その仕組みについて、簡単に説明しましょう。

腎臓には、コーヒーフィルターのような「膜」があり、それを通過することで老廃物や毒素が濾過されます。

ところが、その膜にＡＧＥがくっつくと、炎症が起きて小さな穴が開いてしまいます**（図⑦参照）**。

コーヒーフィルターに穴が開けばコーヒーのカスが漏れ出てしまうように、腎臓の膜に穴が開けば、本来は出てこないはずのタンパク質などの物質が尿に漏れ出てしまうのです。もちろん、老廃物や毒素の濾過もうまくいかなくなり、疲れが溜まっていきます。

このように、「腎臓が悪くなるとＡＧＥを溜め込んでしまう」「ＡＧＥが増えると腎臓が悪くなる」という２つの側面から、**ＡＧＥによってどんどん疲れやすい体、病気に罹りやすい体へと移行**していきます。

ＡＧＥは食事との関係が深い物質

私は医学部を卒業後、しばらく大学病院に勤務していました。そこでは、糖尿病の合併症で腎臓を悪くし、透析に入る患者さんをたくさん見てきました。

そうした患者さんを助けたくて私は、合併症腎症を進行させる原因について学ぶべく、アメリカに留学しました。

図7 AGEが原因で糖尿病腎症に

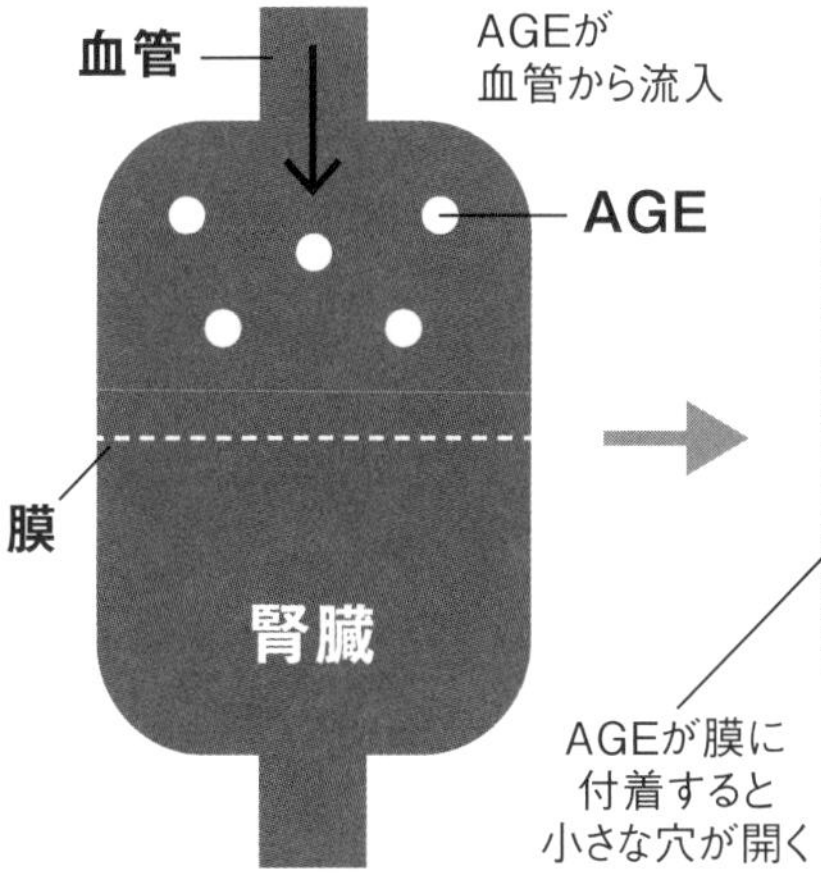

当時、まだ解明途中ではあったものの、ＡＧＥが腎臓を悪くする代表的な原因物質であることが指摘されていました。そこで私は、ＡＧＥ研究の最先端の場で、まさに寝食を忘れて研究に没頭しました。そして、１９９２年、当時は「絶対に無理だ」と言われていた**血中ＡＧＥ値の測定に、世界で初めて成功**したのです。

その成果は、『The New England Journal of Medicine』など、最高峰と呼ばれるいくつかの医学誌に、筆頭執筆者として論文を発表し、高い評価を得ました。

自ら開発したその測定法を用いて、透析に陥った患者さんの血中ＡＧＥ値を調べてみて驚きました。なんと、**正常な人に比べて10倍以上も高かった**のです。

日本に帰ってからは、クリニックの名前も「ＡＧＥ牧田クリニック」とし、さらに研鑽《けんさん》を積んでいます。そして、研究すればするほど、ＡＧＥという物質のタチの悪さを認識するに至っています。

疲れを溜めずに健康で長生きするには、腎臓をＡＧＥから守ることが非常に大事です。

一度ダメになった腎臓は戻らず、**命尽きるまで透析が必要**になります。

ＡＧＥは、食事との関係が非常に深い物質です。

心当たりのある方は、どうか、今すぐ食事内容を見直しましょう。

高血圧を軽視してはいけない

塩分過多の
食事で
腎臓に負担

糖尿病の合併症以外で、腎臓を悪くする最大の因子は「高血圧」です。

高血圧と慢性腎臓病に関する研究は世界中でなされており、血圧が高くなれば腎臓が悪くなることがはっきりと証明されています。しかも、「ちょっと高め」くらいの**軽度の高血圧でも、確実に悪影響**を及ぼします。

ところが、高血圧も糖尿病と同様、**健康診断で指摘されても多くの人が放置**しているのが現実です。

高血圧症の診断基準として、上の血圧（収縮期血圧）が１５０あれば要注意です。しかし、それくらいではつらい症状も出ません。

ですから、「病院に行けば薬を飲めと言われるだけだ」「降圧剤は一度飲み始めたらやめられないと聞いた」などと理由をつけて治療を受けようとしないのです。

それでも、内心は気にしている人もいて、私もときどき「高血圧を放置していると脳の血管が切れたりしますか」などと聞かれます。

しかし、高血圧で心配すべきはそこではありません。上の血圧が１５０くらいあっても、そう簡単に血管は切れません。

でも、**腎臓はやられます**。しかも、「ちょっと高め」くらいでやられます。

２０１６年に中国の北京大学で、過去に世界中で行われた血圧に関する７つの研究結果を解析する試みがなされました。

それによると、上の血圧が１２０〜１３９、下の血圧が80〜90という高値レベルで、**慢性腎臓病の発症リスクが１・２８倍**に上がったそうです。

ほかの研究機関からも、同様の報告がたくさん出ています。

すでに血圧が「高い」人はもちろん、「高め」の人も、じわじわと腎臓の機能が弱くなっていきます。そして、腎臓の働きが悪くなれば、慢性疲労から抜け出せなくなるだけでなく、がん、心筋梗塞、脳卒中などあらゆる病気に罹りやすくなり、かつ、その進行・悪化を早めます。

ですから、高血圧を軽視することなく、きちんと対処しましょう。

高血圧を呼ぶ原因は、ストレスや運動不足などもありますが、なんといっても食事内容が一番です。

とくに、**塩分過多の食事は間違いなく血圧を上げます。**

―― 加工食品の塩分に気をつける

血圧とは、心臓から送り出された血液が動脈の壁に与える圧力のことです。

塩分の多い食事を摂れば、ナトリウムが腎臓の濾過処理能力を超えます。そして、ナトリウムを尿に出せなくなり、血中のナトリウム濃度が上がります。

すると、体はナトリウム濃度を調節するために、血液中に水を引き込みます。塩分の多いものを食べると喉が渇くのはそのためです。

水を引き込むことで血管を流れる血液量が増えれば、血管に与える圧力が上がる、つまり血圧が上がるのです。

高血圧になると、腎臓をダメにするだけでなく、**体がボロボロになります。**

血液を送り出すために心筋は強い収縮を繰り返さねばならず、それだけでも疲れやすくなります。

血管には絶えず強いストレスがかかり、動脈硬化が進みます。

とくに、細い血管が多い腎臓や脳は、しっかり栄養が行き渡らなくなり、大きな影響を受けます。

なお、塩分過多の食事は、血圧を上げる以前の問題として、過酷な濾過処理を強いることで腎臓にダメージを与えます。

コンビニやスーパーの弁当や総菜、加工食品などには、かなりの塩分が含まれていることがあります。

よほど気をつけないと、みなさんの大切な腎臓を守ることはできません。

慢性腎臓病の人の死亡率が跳ね上がる理由

新型コロナの流行時も重症化

厚生労働省が発表している日本人の死因（2019年）について見てみると、1位がん、2位心疾患《しっかん》、3位老衰、4位脳血管疾患、5位肺炎、6位誤嚥性《ごえんせい》肺炎、7位不慮の事故、8位腎不全となっています**（図⑧参照）**。

ここで言う「腎不全」とは、腎臓の血液検査であるクレアチニンが異常値になった状態です。腎不全が進行してクレアチニンが8（mg／dL）以上で透析が必要になります。

それほど慢性腎臓病は怖いのですが、「死因8位ならたいしたことはないじゃないか」と感じる人がいるかもしれません。

しかし、それは誤った見方です。

実は、**慢性腎臓病があると、心筋梗塞、脳卒中、がんなどのさまざまな病気に罹りやすくなる**ことや、その**進行・悪化を早める**ことが医学的に明らかになっています。

図8 日本人の主な死亡原因

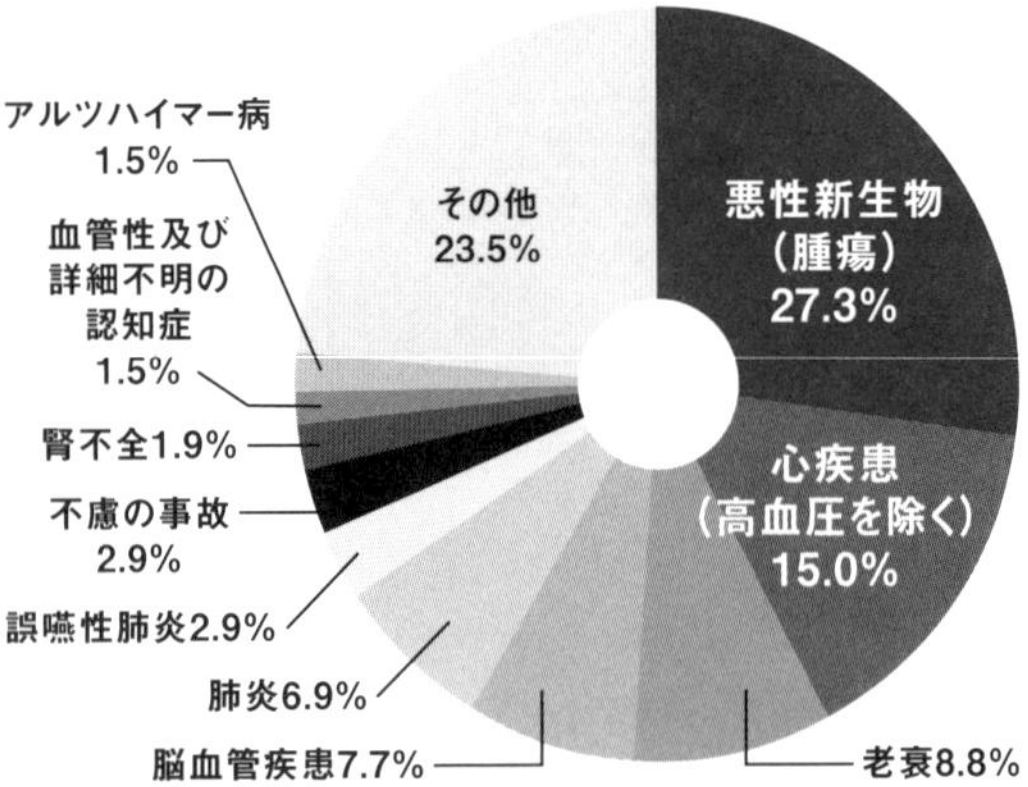

参考：「令和元年（2019）人口動態統計（確定数）の概況」（厚生労働省）

つまり、慢性腎臓病がある人は、腎不全で亡くなる前に、**ほかの病気に罹り進行・悪化させ、命を失っている可能性が高い**のです。

実際に、慢性腎臓病になると、それだけで**死亡率が4倍跳ね上がる**ことがわかっています。がんや心疾患、脳卒中などを心配するならなおさら、腎臓について注意をはらう必要があります。

また、慢性腎臓病があると、**感染症にも弱くなります**。

新型コロナウイルス感染症が流行した当初、世界中で多くの命が失われました。そのなかには、著名人も大金持ちもいました。一方で、感染しても症状が出ない人や、治療を受けられなくても軽症で済んだ人がたくさんいました。

——慢性腎臓病は見逃されがち

この違いはどこにあるのかについて、今後も研究は進むでしょう。

ただ、「持病があるかないか」が、一つの大きな分かれ目であったことは今のところ間違いないようです。

新型コロナに限らず、ほとんどの感染症において、「高齢であること」と「持病があること」は**重症化の大きな要因**となります。

では、「持病」とは具体的にどんなものを指すのでしょうか。

新型コロナの場合、テレビの解説などでは、真っ先に糖尿病や高血圧が危険因子として指摘されていました。

たしかに、糖尿病や高血圧の患者さんに重症化の傾向が高く見られました。

しかし、私は糖尿病や高血圧自体よりも、むしろ糖尿病や高血圧によって**腎臓の働きが悪くなっていることこそが重症化を進めた**と考えています。

また、腎臓が働かなくなって透析を受けている患者さんたちは、最大のリスクにさらされました。新型コロナが2類から5類に移行した後も、透析患者さんが感染した際の致死率は約2％と非常に高くなっています。

このように、非常に恐ろしい慢性腎臓病は、最初はなんの症状もありません。

だからこそ、多くの人が「疲れが溜まっているんだろう」などと見逃してしまうことが多いのです。

いかに腎臓を長く健全にもたせるか

心臓と腎臓の機能は「心腎連関」

これまで述べてきたように、沈黙の臓器である腎臓は、慢性疲労はもちろん、さまざまな病気と深い関わりを持っています。

とくに、慢性腎臓病と心血管障害はリンクしており、腎臓の機能が落ちると心不全が起きやすく、心臓の機能が落ちると腎不全が起きやすいことがわかっています。このため、最近では**「心腎連関」（心不全と腎不全の複雑な病態の絡み）**、**「心腎症候群」**という言葉も使われるようになっています。ここで、75ページの**図⑨**を見てください。

高血圧や糖尿病というありがちな病気、しかも放置されがちな病気に罹ると、腎臓を弱らせて慢性腎臓病に移行しやすくなります。

慢性腎臓病になると心腎連関を起こし、心筋梗塞に罹りやすくなるだけでなく、**脳卒中やがんのリスク**も上がります。

とくに、慢性腎臓病によって**大腸がんが増える**ことがわかっています。

大腸がんは、日本人女性のがんによる死亡原因の1位です。罹患率《りかんりつ》は乳がんが1位ですが、死因となると大腸がんが圧倒的に多いのです。

このあたりも、**慢性腎臓病の激増と無関係ではない**でしょう。


もともと腎臓は、加齢と共にその働きは少しずつ落ちていきます。それでも、人生70年くらいの時代には、なんとかなりました。

しかし、１００歳まで生きるとなれば、いかに腎臓を「長く健全にもたせるか」が、非常に重要な課題となります。

これからは、みなさんの慢性疲労について、「疲れが溜まっているな」で終わらせず、腎臓にも注意をはらってください。

さらに、食事にはなお一層気を配っていきましょう。

疲れない食事は、腎臓を労《いたわ》る食事でもあるのです。

図9 高血圧や糖尿病から重大な病気の連鎖に

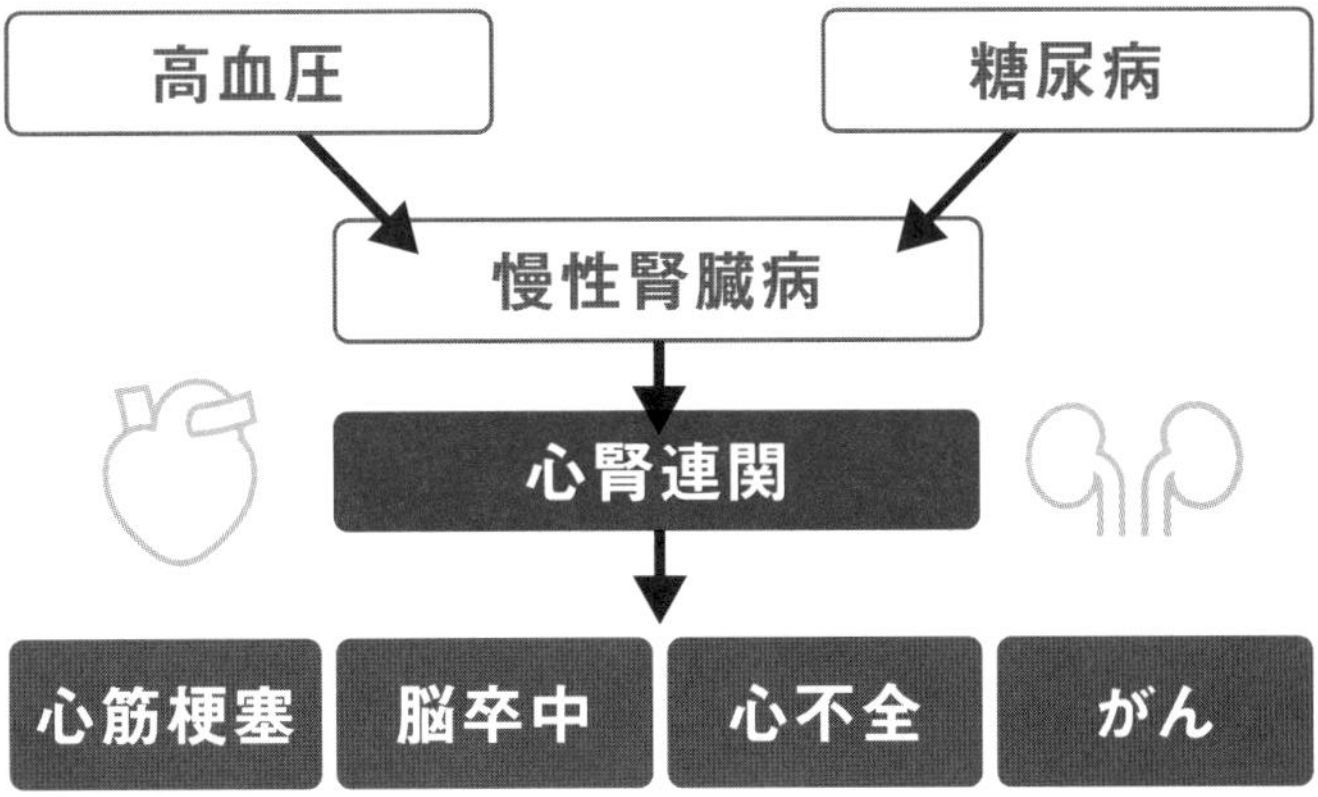

第 3 章

疲れ知らずの体を手に入れる10の鉄則

鉄則

1

現代人の周囲は「糖質だらけ」と知る

糖質が多い食生活を送っていれば、日常的に血糖値の乱高下が起き、慢性疲労が引き起こされることは、みなさんも理解できたことと思います。

加えて、余ったブドウ糖があちこちのタンパク質とくっついてAGEをつくり、あらゆる生活習慣病の原因となることも説明してきた通りです。

つまり、疲れない体をつくるために、みなさんが第一に取り組まなければならないのが糖質を減らすこと、すなわち**「糖質制限」**です。

とはいえ、難しい計算などは必要ありません。

これまでよりも、米飯などの炭水化物や甘い物を減らし、その分、**肉や魚、豆類、大豆食品、野菜、海藻、キノコ類などを食べればいいだけ**です。

ただ、一口に野菜と言っても、**ジャガイモやカボチャなどは、糖質含有量が多い**ので避けたほうがいい、というようなコツがあります。

また、糖質が含まれていることがわかりにくい加工食品もたくさん出回っているため、それを見抜く目は不可欠です。

要するに、**自分で調べたり確認したりというリテラシーが求められる**のです。

たとえば、健康にいいイメージのあるヨーグルトは、加糖タイプと無糖タイプがありますから、当然、無糖タイプを選ぶべきです。

さもないと、「よかれ」と思って食べるはずが、糖質の過剰摂取になってしまいます。

また、乳製品には１９３ページで述べるような欠点もありますから、むやみに摂りすぎるのは厳禁です。

さらには、缶コーヒーなどで「微糖」と表示されている飲料には、案外、多くの糖質が含まれていることが多々あります。

舌が「甘さ控えめ」と感じるのと、本当に糖質が少ないのは別物ですから、みなさん**自身の目と舌を働かせて、しっかり確かめていく**ことが大事です。

鉄則

2

カロリーではなく「糖質制限」で痩せる

電車内などで観察していると、痩せた人より太っている人のほうが、空席に座りたがる傾向があるように感じます。実際に、重い体を支えていれば足も疲れるはずですから、太っている人が座りたがるのは当然のことなのでしょう。

また、太っている人は、少し運動をしただけでもすぐに息が上がります。そのため、運動から遠ざかり、余計に太るという悪循環を招いています。

もっとも、太っている人の疲れやすさは、こうして**外から確認できるレベルに留まりません。**

彼らは、糖質過多の生活を送っているから太っているわけで、体の中では血糖値の乱高下をたびたび起こしているはずです。その結果、**ひどい慢性疲労に悩み、腎臓もくたくたになっている**可能性が高いのです。

一般的に重度の肥満者は、寿命が10年短くなると言われており、日本人を対象にした国立がん研究センターの研究でも、**肥満の場合、死亡率が1・4倍**に上がるという報告がなされています。

ですから、疲労予防はもちろんのこと、健康で長生きするためにも、太っている人はダイエットが必要です。

ダイエットと聞くと、「空腹を我慢しなければならないのだろう」とか「カロリー制限しなければ」と考えるかもしれませんが、それは大きな間違いです。

1章でも説明したように、私たちを、疲れさせ、太らせ、老化させ、病気にしている原因は「糖質」です。つまり、糖質を制限する食事によって、**疲労除去、肥満脱却、老化防止、病気予防のすべてが同時にかなう**のです。

そして、糖質を制限する食事には、空腹を我慢することもカロリーを計算する必要もありません。

大事なのは**「知識」**です。

一口に糖質と言っても、血糖値への影響や太りやすさはさまざまです。

また、同じ食材であっても、調理法や口にする時間帯や順番など**「食べ方」**によっても体への影響が違ってきます。

鉄則

3

一番いけないのは「液体の糖質」

疲れ知らずで健康な体を保ちたいと考えたときに、絶対に摂るべきではない食材の代表が「液体の糖質」です。

具体的には、液体に大量の糖質が溶け込んでいる**清涼飲料水、缶コーヒー（無糖タイプを除く）、エナジードリンク**などです。

「〇種類の野菜が摂れる」という売り文句の**野菜ジュースや、果汁１００％の果物ジュースも同様**で、非常に多くの糖質を含んでいます。

私自身、こうしたものは一切、口にしません。私の水分補給は、もっぱらミネラルウォーターで行っています。

ではなぜ、そこまで液体の糖質を避けるのか。

同じ糖質でも、米飯やパンのような固形物なら、噛んで、胃で消化して……という時間がかかるため、血糖値の上昇も比較的緩やかです。ところが、液体だと消化の手間がいらないため、すぐにドカンと血糖値を上げてしまいます。

この急激な血糖値上昇現象を、専門的には**「血糖値スパイク」**と表現します。

血糖値スパイクが起きると、上がりすぎた血糖値を下げるために、膵臓からたくさんのインスリンが分泌されます。そして、そのインスリンの作用で、今度は血糖値が下がりすぎ、疲労感や吐き気などの症状を引き起こすわけです。

血糖値スパイクを頻繁に起こしていると、そのたびにインスリンを大量に分泌する必要があり、次第に**膵臓が疲弊**していきます。やがて、疲れきった膵臓の働きが悪くなって、インスリンを出すタイミングが遅れます。すると、血糖値を下げることが難しくなり、糖尿病を発症します。


つまり、液体の糖質は、慢性疲労の原因になるだけでなく、糖尿病に罹りやすい危険な食材なのです。糖尿病に罹れば、その合併症で腎臓がやられ、さらに疲れやすい体になることは2章で説明した通りです。

気をつけてほしいのは、**健康に良さそうな野菜ジュースやスポーツドリンクにも糖質がたくさん含まれている**ことです。

実際に、学校の部活動でスポーツドリンクを多飲していた中学生が、いきなり高血糖で昏倒《こんとう》し、救急車で搬送された事例も報告されています。

こうしたケースを**「ペットボトル症候群」**と呼びますが、若くして重症の糖尿病を発症しているわけで、実に深刻な問題です。

たとえば、コカ・コーラはペットボトル５００mLの場合、56・５グラムの糖質を含んでいます。これは、**角砂糖14個分**に相当します。

とくに炭酸が入っている飲み物は、清涼感にごまかされ甘さに気づきにくくなります。

しかし、ためしに蓋を開けたまま放置し、炭酸が抜けた状態で飲んでみると、砂糖水のような甘さに驚くはずです。

つまり、清涼飲料水は、自分が想像しているよりも遙《はる》かに多くの砂糖を摂ってしまう飲み物なのです。

――水は飲めば飲むほど腎臓に良い

缶コーヒーも、ほどよい苦みがあるがゆえに、甘すぎることがわからなくなります。こうしたものを日常的に口にしていると、簡単に糖質中毒に陥ります。

仕事を途中で抜け出し、限られた喫煙所で一心不乱にタバコを吸っている人たちは、ニコチン中毒（依存症）に陥っています。同様に、あるタイミングで缶コーヒーなどを飲むのが決まりになっている人もまた、糖質中毒である可能性が高いのです。

まずは、液体の糖質を「厳禁」とし、ペットボトルの飲料でも、ミネラルウォーターや糖質の入っていないお茶類を選ぶ癖をつけてください。

なお、清涼飲料水の**シュワシュワした刺激が好きな人**は、ハイボールなどをつくるときに使う**「炭酸水」**を飲んでもいいでしょう。なんの味付けもしていない炭酸水なら、余計な糖質を摂ってしまう懸念はありません。

水は飲めば飲むほど腎臓に良いということが研究で分かっています。できれば**一日2リットル以上の水分を摂る**ように心掛けましょう。

鉄則 4

「甘いお菓子」はたまに楽しむ程度に

液体の糖質と決別できたら、次に甘いお菓子を遠ざけましょう。

甘いお菓子に使われている砂糖の「二糖類」は、炭水化物の「多糖類」よりも簡単にブドウ糖に分解され、その分、血糖値が上がりやすくなるからです。

「ケーキやお饅頭《まんじゅう》を食べると幸せな気分になる」という人は多いと思いますが、それは、簡単に分解されたブドウ糖が、小腸から素早く血中に吸収されることで**血糖値が上がり、脳内にドーパミンが放出**されるからです。


つまりは、これも、糖質中毒のなせる技なのです。

甘い物を食べると「舌が喜ぶ」とか「ほっぺが落ちる」というのは幻想で、本当は**「脳がやられている」**だけです。

ちなみに、「甘いお菓子を好きなのは女性」というのは、あまりにも古い思い込みであり、男性にも甘い物好きはたくさんいます。

男性一人でケーキショップには入りにくくても、今はコンビニでいくらでもスイーツが手に入ります。

その購入者は案外、男性が多いそうで、大きめのプリンなども開発されました。

以前は、男性の糖質中毒は圧倒的に米飯好きに多かったのですが、今は甘い物が原因となるケースも増えています。

ケーキや和菓子は美味しいですから、私もやせ我慢することなく食べています。ただし、**上質のものをたまに楽しむ程度**にしています。

もし、日常的に「甘い物で疲れを癒す」という習慣があれば、それは糖質中毒です。

「致死量には達していないけれど、少しずつ毒を摂り続けている」と同義だということを忘れないでください。

甘い物は、疲労を癒す薬ではなく、**疲労を蓄積させる毒**だと認識し、この機会に日々の習慣を見直しましょう。

鉄則

5

「主食がないと寂しい」と思い込まない

米飯やパン、麺類などの主食は炭水化物です。これまでもふれてきたように、炭水化物は多糖類で、液体の糖質や、砂糖の二糖類よりも消化に時間がかかるため、血糖値の上昇度合いは比較的緩やかです。

しかしながら、**最終的にはすべてブドウ糖に分解**されます。

ですから、炭水化物である主食をたくさん摂れば、血糖値の乱高下が起きて疲れるし、糖尿病にもなるし、なにより太ります。

私は、肥満の患者さんをたくさん診てきましたが、ひどく太っている人は、たいてい米飯好きです。**甘い物は我慢できても、米飯は食べずにいられない人**が多くいます。

彼らもまた、深刻な糖質中毒でしょう。

糖質中毒は、薬物やニコチンの中毒（依存症）と同様、脱出するのが大変です。

太っている人が糖質制限で体重を落としても、リバウンドしてしまうのは中毒だから。

そうした状態にならないためにも、日頃から主食の摂りすぎには注意が必要です。

ちなみに、お茶碗《ちゃわん》1膳の米飯（約150グラム）には、**角砂糖にして約13個分**に相当する53・4グラムの糖質が含まれています。つまり、しっかり働くためのエネルギー源として考えても、米飯は1膳も食べれば充分なのです。

ところが、実際には、ランチの定食でおかわりしたり、大盛りを注文したりする人がたくさんいます。最初は「そのほうがお得だから」くらいの軽い気持ちであっても、いつのまにか、「1膳では物足りない体」となっていきます。

その原因について誤解してならないのは、**胃が広がったからではなく、糖質中毒に陥ったから**という点。つまり脳がやられているのです。

こうして、大量の炭水化物を日常的に摂っているのが、疲れを溜めやすい人や太っている人の食生活なのです。

とくに、夕食に炭水化物を摂りすぎると、後は寝るだけで脳を使ったり体を動かしたりして糖を消費する機会があまりありません。炭水化物は、**できるだけ朝食や昼食に摂る**ようにしましょう。

お酒を飲む人なら、夕食はつまみ代わりにおかずを食べれば、**主食なしでも満足**できるはずです。

ただ、お酒を飲まない人たちは、おかずだけだとなんとも物足りない気分になるかもしれません。そんなときに試してほしいのが、**主食の「代替品」**です。

私の患者さんには、茶碗に豆腐をよそい、白米に見立てて食べている人がいます。

ラーメンや鍋のシメの麺として、シラタキを用いている人もいます。

白米を入れるスペースに、別料金でブロッコリーを入れてくれるお弁当屋さんもあります。実際に、そのブロッコリー弁当は人気があるようです。

ほかにも、カリフラワーなどの野菜、蒸し大豆などを主食代わりにすれば、炭水化物の摂取量を減らせます。

「主食がないと寂しい」と思い込まず、いろいろ**工夫して食事を楽しみましょう。**

なお、炭水化物を食べるときには、そのまま単体で口にするより、ほかのものと食べ合わせることで、ブドウ糖の取り込みを遅らせることができます。その詳しい方法については4章で述べましょう。

鉄則 6 「果糖ブドウ糖液糖」を避ける

先にも少しふれましたが、二糖類の砂糖や多糖類の炭水化物が最終的に分解されるブドウ糖は、「単糖類」と呼ばれます。単糖類には、ブドウ糖のほかに「果糖」があり、こちらは果物に多く含まれます。

果物はビタミン類が多いから健康にいいと、積極的に摂る人がいると思います。しかし、ほどほどにしておくことをすすめます。

というのも、**果糖は人を太らせやすい性質**を持っています。先ほど述べたように単糖類にはブドウ糖と果糖がありますが、人間の体はブドウ糖を優先して使うようにできており、果糖は脂肪につくり変えて蓄積される性質を持っています。

つまり、**肥満に繋がりやすい糖**なのです。さらに気になるのが、果糖はとくにＡＧＥを増やすと考えられる点です。ブドウ糖と果糖は化学式は同じですが、ほんの少し異なる構造から、**果糖はブドウ糖よりタンパク質とくっつきやすい**性質があります。

そのため、果糖はブドウ糖の**約10倍の速さで糖化**が起き、ＡＧＥが産生されることがわかっています。

「血糖値に影響を与えていないから果物は大丈夫」というのは大きな誤解で、静かに体内で大量のＡＧＥがつくられている可能性があるのです。

とくに、吸収が早い液体にしてしまうと、それだけリスクが高まります。市販の果汁１００％ジュースはもちろん、新鮮な果物を搾った自家製のジュースにも同様のリスクはつきまといます。

それでも、果物には食物繊維やビタミンといった良い成分も含まれます。ですから、ジュースにしないで、**そのまま少量を食べる**ことをすすめます。

そして、果物より遥かに問題が大きいのが、**「果糖ブドウ糖液糖」「ブドウ糖果糖液糖」**なる物質です。

この２つの表示の違いは、果糖とブドウ糖のどちらが多く含まれているかで決まります。多いほうが前にくるのですが、**どちらも極力、摂取を避けるべき**です。

これらは、添加物ではなく**「甘味料」に分類**されます。

トウモロコシやサツマイモなどを原料につくられており、砂糖よりも安くて保存性が高いため、食品製造会社が好んで使います。

食品表示欄をチェックしてみる

この果糖ブドウ糖液糖（あるいはブドウ糖果糖液糖）の危険性については、世界中からさまざまな研究報告がなされています。

まず太りやすいこと。

そして糖尿病、心血管疾患、脳卒中のリスクが上がること。

さらに虫歯をつくりやすいことなどが明らかになっています。

また、原料のトウモロコシの多くが遺伝子組み換えの輸入品であることから、**免疫疾患やがんの発症に関与**するのではないかとも疑われています。

そんな危険も指摘されている甘味料が、みなさんが普段から口にしているものに、**かなりの高確率で使われています。**

清涼飲料水や炭酸飲料、健康ドリンクだけでなく、ドレッシングや麺つゆ、タレ、加工食品など……。冷蔵庫の中にある食品の表示欄をチェックしてみてください。**必ずなにか見つかるはず**です。

とはいえ、忙しい現代人がすべてに気を配り、こうした加工食品に頼らずに暮らすのも大変なものです。

できることから、**少しずつ減らしていく**ことを心掛けましょう。次第に慣れ、意識せずとも生活習慣や食習慣は変わっていくものです。

一方、無意識に毎日、果糖ブドウ糖液糖（ブドウ糖果糖液糖）が入った清涼飲料水をがぶがぶ飲んでいたら、糖質中毒になるのはもちろんのこと、いずれ健康を害するのは火を見るより明らかです。

鉄則 7 「良質な脂質」をたっぷり摂る

消化の過程で糖質（炭水化物）がブドウ糖に分解されるように、脂質は脂肪酸とグリセリンに、タンパク質はアミノ酸に分解されます。

脂肪酸は、37兆個もある細胞膜の原料となるなど、体にとって非常に重要な働きをしており、どんどん使われます。そのため、日本人の**平均的な脂質摂取量（一日約60グラム）では足りない**くらいです。

もし余った場合でも、多くは便として出てしまうので、脂質の摂りすぎで問題が起きることはほとんどありません。

また、これまで何度も説明してきたように、太るのは米飯など炭水化物の摂りすぎであって、脂質のせいではありません。

ですから、みなさんは、脂質についてはもっとたっぷり、積極的に摂っていいのです。**肉の脂身も遠慮なく食べてください。**

ただし、油脂を用いるときは、その「質」に気を配ってください。細胞膜の原料となるのですから、いい加減に考えてはいけません。

とくに、古い油は毒物に近いくらい体に悪いので、つくってから時間が経った揚げ物などを口にするのはやめましょう。

今はいろいろ「健康にいい油」が出ていますが、その実態について完全に検証されてはいません。

さまざまな信頼の置ける研究で、オリーブオイルの健康効果は認証済みですから、**迷ったらオリーブオイル一辺倒**にしておきましょう。

我が家ではもっぱら、高品質の「エキストラバージンオリーブオイル」の小瓶を買っています。小瓶にすればすぐに使いきるので、**古くなる心配がない**からです。

鉄則

8

「タンパク質」はプロテインで補わない

では、タンパク質はどうでしょう。脂質同様、タンパク質も積極的に摂ったほうがいいのでしょうか。

たとえば、私たちが肉や豆腐を食べると、そのタンパク質は分解されてアミノ酸となり、体内で再びタンパク質がつくられます。

そのことから、多くの人が「たくさんタンパク質を摂れば、アミノ酸が増えて筋肉の原料となるし、不足したら内臓など全身のタンパク質が足りなくなる」と考えるようです。

でも、それは本当なのでしょうか。

結論から言うと、**その考えは捨てるべき**です。タンパク質摂取に関しては、**「今のままで大丈夫」**です。

「ステーキなら３００グラム食べる」という人であっても、「タンパク質は豆腐や納豆が中心」という人であっても、そのままで大丈夫。

つまり、みなさんが普段の食事から摂るタンパク質（一日約60グラム）で充分だということです。

それ以上に摂ろうとしたり、ましてや粉末や液体のプロテインで補ったりする必要は皆無です。むしろ、それをやってはいけません。なぜなら、私たちの体には、**「アミノ酸プール」**という優れたシステムがあるからです。

アミノ酸プールは、その名の通り、アミノ酸をプール（ストック）しておけるシステムです。そのアミノ酸は再利用できるため、そもそも不足することはありません。

こうして、もともとアミノ酸プールが整っている上に、食事からもタンパク質を摂っているのだから、**アミノ酸は余ってしまうぐらいの状況**にあります。

――腎臓病の原因になると指摘

そこにプロテインを摂れば、大量のアミノ酸が生成され、行き場がなくなります。**行き場がなくなった大量のアミノ酸は、ほとんどが尿から排泄**されます。

その役割を担っているのが腎臓です。

2章で述べたように、腎臓は、老廃物や毒素を処理することで手一杯なのに、そこにわざわざ余計な仕事を増やしてしまうのが、プロテインの摂取なのです。

毎日の食事で肉や魚、大豆食品などタンパク質を摂るのはいいことです。炭水化物と違って、タンパク質は血糖値を上げないので、むしろ**大いに食べてＯＫ**です。

ただし、プロテイン製品のような高濃度のタンパク質を摂ると、腎臓を悪くして**腎臓病の原因になる**ことが、約50年前から医学の研究では指摘されています。

みなさんの中にも、プロテインは健康に良いと教えられた人がいることでしょう。そして、「運動して筋肉を使ったり、疲れたりしたら飲んだほうがいい」と考え、実践している人もいるでしょう。

でも、もうやめましょう。

もちろん、プロテインをすすめる人たちに、まったく悪気はないはずです。医者ですら、健康のためにプロテインをせっせと摂取している人もいるくらいです。

しかし、そうした医者は**腎臓について専門外**で、素人と同じくらいの知識しか持っていません。

みなさんは、医者よりも賢くなって、自分の体を守ってください。

鉄則

9

「ビタミンB群」をバランス良く保持

私たちの体は、食事から得られる糖質（炭水化物）、タンパク質、脂質という三大栄養素を、それぞれブドウ糖、アミノ酸、脂肪酸に分解・変換することで生命維持を行っています。その、**分解・変換を補助する役割**を主に担っているのがビタミンB群です。

そのため、ビタミンB群が不足すると、せっかく摂取した三大栄養素が生かし切れず、体の不調や疲労感が生じてしまいます。

疲労感が強いときに「アリナミン」などのビタミンB群が多く含まれるものを飲むと体が楽になったり、ビタミンB1とB2が豊富なウナギを食べたりすると「精がついた」と感じるのは、どちらも理にかなっているのです。

ビタミンB群は、**B1、B2、B6、B12、ナイアシン、パントテン酸、葉酸、ビオチンの8種類**からなります。

なかでも、B1とB2は、エネルギー不足による疲労感や倦怠感を除去するために欠かせない成分です。とくに、**B1は糖質から主要なエネルギーを生み出すために不可欠**で、不足すると糖質由来のエネルギーに依存する脳や神経に悪影響を与え、疲労感や倦怠感をもたらします。

三大栄養素の中でも、糖質摂取量が多ければビタミンB1が、脂質を摂りすぎればB2が多く使われ不足しがちになります。また、お酒を飲みすぎると、アルコールを分解するための酵素だけでは足りなくなり、B1が使われます。

米飯が好きな日本人は、糖質過多の傾向にあるので、なおさら、意識的にビタミンB1を摂る必要があります。

米飯は、かつては玄米の状態で食べられていましたが、今はほとんどが白米です。

玄米の胚芽《はいが》部分にビタミンB1が多く含まれているものの、白米に精製する過程で、それが失われてしまいます。ですから、**米飯を食べるなら、白米より玄米のほうがいい**ということになります。

一方で、ビタミンB群は、たとえばB2とB6が、葉酸とB12が、互いに協力し合って働くという側面があります。

そのため、単独ではなくビタミンB群として一緒に摂取することが望ましいのです。

たとえば、**豚肉にはビタミンB1が豊富**です。それを単独で食べるより、ビタミンB6が多いニンニクや、ほかのビタミン類が多い野菜を加えて調理することで、疲労回復作用がアップします。

要するに、「疲れには豚肉が効くから」と大量に食べるのではなく、**いろいろな食材と一緒に食べるのが賢い方法**です。

――サプリメントはあくまで補助的に使用

ただし、ビタミンB群は水に溶けやすく、熱に弱い性質があります。

水洗いしたり茹《ゆ》でたりという調理の過程で、食材に含まれるB群は、残念ながら結構、失われてしまいます。

こうしたことから、ビタミンB群をバランス良く保持するのはなかなか大変です。とくに、食が細い人はどうしても不足しがちになります。

そういうときは、**サプリメントを活用**するのもいいでしょう。

たとえば、「ビタミンB群」「Bコンプレックス」「Bミックス」など、製造会社によって商品名はさまざまです。

成分表示を見て、バランス良く含まれているものを選ぶようにしましょう。

とはいえ、基本は日々の食事が肝心であることは言うまでもありません。

たとえば、野菜にはビタミン類だけでなく、食物繊維やミネラル、ファイトケミカルと呼ばれるさまざまな抗酸化物質が含まれています。

それらを**丸ごと摂ることができる**のが食事のメリットです。

サプリメントは、**あくまで補助的**に用いながら、まずは食事に対する意識を高めていきましょう。

鉄則

10

「超加工食品」は徹底的に減らす

健康意識の高いみなさんなら、加工食品はあまり食べないほうがいいということは理解しているでしょう。

加工食品には、保存料や着色料など、さまざまな添加物が使われており、その安全性はほとんど証明されていません。それどころか、発がん性が疑われるものも多々あります。

加工食品の中でも、とくに加工度合いが高いものを「超加工食品」と呼び、その危険性が指摘されています。

パリ13大学では、2009年から10万人以上を追跡調査した結果、**超加工食品の摂取が多い人ほどがんに罹りやすい**ことを突き止めたと発表しています。

では、超加工食品とはどんなものでしょうか。おそらく、多くの人が「そんなものはたいして食べていないはずだ」と高をくくっていることでしょう。

超加工食品の代表的なものが、カップ麺などのインスタント食品、ポテトチップスなどのスナック菓子です。

大量生産された市販のドーナツ、菓子パン、冷凍ピザ、チキンナゲット、ミートボールなども立派な超加工食品です。

こうした食べ物は、**食品会社の工場でつくられた工業製品**でもあります。工場のラインをあちこち移動しながら、そのたびにさまざまな加工が重ねられていきます。加工が重ねられるたびに、おかしな食べ物になっていくのです。

ただし、これも先に述べたように、今の時代、コンビニやスーパーの棚は超加工食品だらけで、それらをまったく食べずに暮らしていくのは、現代人にとって困難な一面もあります。

ですから、**「食べるな」とは言いません。**しかし、自分が口にしているものがなんなのかについて、チェックぐらいはしましょう。そして、それが超加工食品であることに気づいたら、**その量を徹底的に減らす**方向へと食習慣を見直していきましょう。

そうした意識的な過ごし方こそが、みなさんを本質的に健康にし、慢性疲労から遠ざけていきます。

第 4 章

「疲労」「肥満」「老化」を防ぐ15の基本

基本

1

丼ものより定食。早食いをしない

「なにを食べるか」によって、体に取り入れる栄養分が変わってくるのは当然のことです。さらに、疲労回復や健康維持には、それらを**「どう食べるか」**も非常に重要です。

食事の習慣としてまず大事なのは、ゆっくり**「よく噛む」**ことです。

食事内容は同じであっても、落ち着いた気分で食べれば心身の安らぎを得られます。それによって副交感神経が優位になり、リラックスできます。幸せホルモンであるセロトニンも放出されます。

そしてなにより、時間をかけることで**血糖値の乱高下を防ぎます。**

たとえば、茶碗1膳の米飯には、約50グラムの糖質が含まれます。この茶碗1膳の米飯を、早く食べればそれだけ一気に血糖値が上がります。

急激に上がった血糖値は、急激に下がってさまざまな不快症状をもたらし、慢性疲労を呼びます。

でも、ゆっくり食べれば、血糖値の上がり方が緩やかになります。

加えて、時間をかけてよく噛むことには、さまざまなメリットがあります。

そもそも、顎《あご》を動かす「噛む」という行為は、唾液を分泌させることはもちろん、**胃腸の作動スイッチ**を入れてくれます。

脳の血流も良くなり、視床下部にも刺激を与えます。

つまり、噛めばそれだけ消化も良くなり、脳細胞の働きも活発になります。よく噛む食事こそ、体も心も疲れ知らずにするための基本動作とも言えるのです。

また、噛めば噛むほど、脳に「食べているよ」というシグナルが届き、**ほどほどの量で満腹感**が得られます。

早食いしていると、シグナルが届かないうちにたくさんの量を食べてしまい、満腹を求めてさらに食べる量を重ね、肥満に繋がります。

1章でも述べたように、太る食生活は、疲れる食生活とイコールです。

ただ、長年の習慣で身についた癖はなかなか抜けません。そこで、**意識的に噛む回数を増やし**、時間をかけましょう。

できれば、**一口20回噛む**とか、食べ始めて**30分は食事を終えない**ようにするとか、具体的な数値を決めて測ってみましょう。

一口ごとに箸《はし》を置くというのもいいでしょう。

ランチで外食するときは、**丼ものではなく定食**を選びましょう。どこかで購入するなら、簡単につまめるおにぎりやサンドイッチよりも、**食べるのに時間がかかりそうな弁当**を選びましょう。

忙しい状況にあると、つい、「さっさとかきこんで、おしまい」という食事スタイルになりがちです。

しかし、そこで食べているものが自分の体をつくっているのだということを忘れず、気がせいているときほど「ゆっくり」を心掛けてください。

基本

2

主食は最後。食べる順番を工夫する

糖質（炭水化物）、タンパク質、脂質という三大栄養素のうち、血糖値を上げるのは糖質だけです。

タンパク質や脂質は、血糖値を上げません。

糖質の中でも、液体のものは消化の時間がかからないので、とくに急激に血糖値を上げてしまいます。ですから、糖質を摂るにしても、**少しでも消化に時間がかかるように工夫**すればいいわけです。

たとえば、ランチで注文した定食が、おかず、味噌汁、米飯という内容だったとしましょう。このとき、最初に米飯を食べると、早いタイミングで血糖値が上がります。

液体の糖質ほどではないにしても、多糖類の炭水化物がどんどんブドウ糖に分解され、血液中に吸収されるからです。ところが、**最初におかずの肉や魚などを食べる**と、胃は、そのタンパク質をアミノ酸に、脂質を脂肪酸に分解する作業に入ります。

そこで、**その後に米飯**を食べれば、ブドウ糖がつくられるまでに時間がかかり、血糖値の上昇が緩やかになるわけです。

最終的には、おかず、味噌汁、米飯という、まったく同じ内容のものを食べたとしても、食べる順番によって、血糖値の変化に違いが出ます。

つまり、疲れるか疲れないか、太るか太らないか、体を壊すか壊さないかというところまで影響するわけです。

定食に、**野菜の小鉢やサラダがついていたら、それを最初に食べる**のもおすすめです。野菜の繊維質を消化するのに時間がかかるからです。

こうして、米飯やパンなどの主食を最後に回し、かつ、よく噛む食べ方をしていると、だんだんと主食（糖質）を残すことができるようになります。

そうなれば、完全に糖質中毒から脱出したと考えていいでしょう。

基本

3 具をたっぷり。炭水化物だけを避ける

米飯やパン、麺類などの炭水化物を食べるときは、**「単体」にしない**心掛けも大事です。炭水化物だけだと、どんどんブドウ糖に分解され血糖値がみるみる上がります。しかし、そこにタンパク質や脂質が加われば、その消化に時間がかかり、血糖値の上昇が緩やかになるからです。

こうした研究は世界中で行われていますが、なかでも非常に興味深いものを紹介しましょう。『European Journal of Clinical Nutrition』に論文が掲載された研究では、健常者を対象に、「パンだけを食べた場合」「バターと一緒にパンを食べた場合」「オリーブオイルと一緒にパンを食べた場合」「コーンオイルと一緒にパンを食べた場合」の4つのパターンについて、血糖値の変化を調べています。

114ページのグラフ**（図⑩）**を見てもらえば一目瞭然、**「パンだけ」の血糖値が急激に上がっている**のがわかるでしょう。

図10 パンを食べたときの血糖値の変化

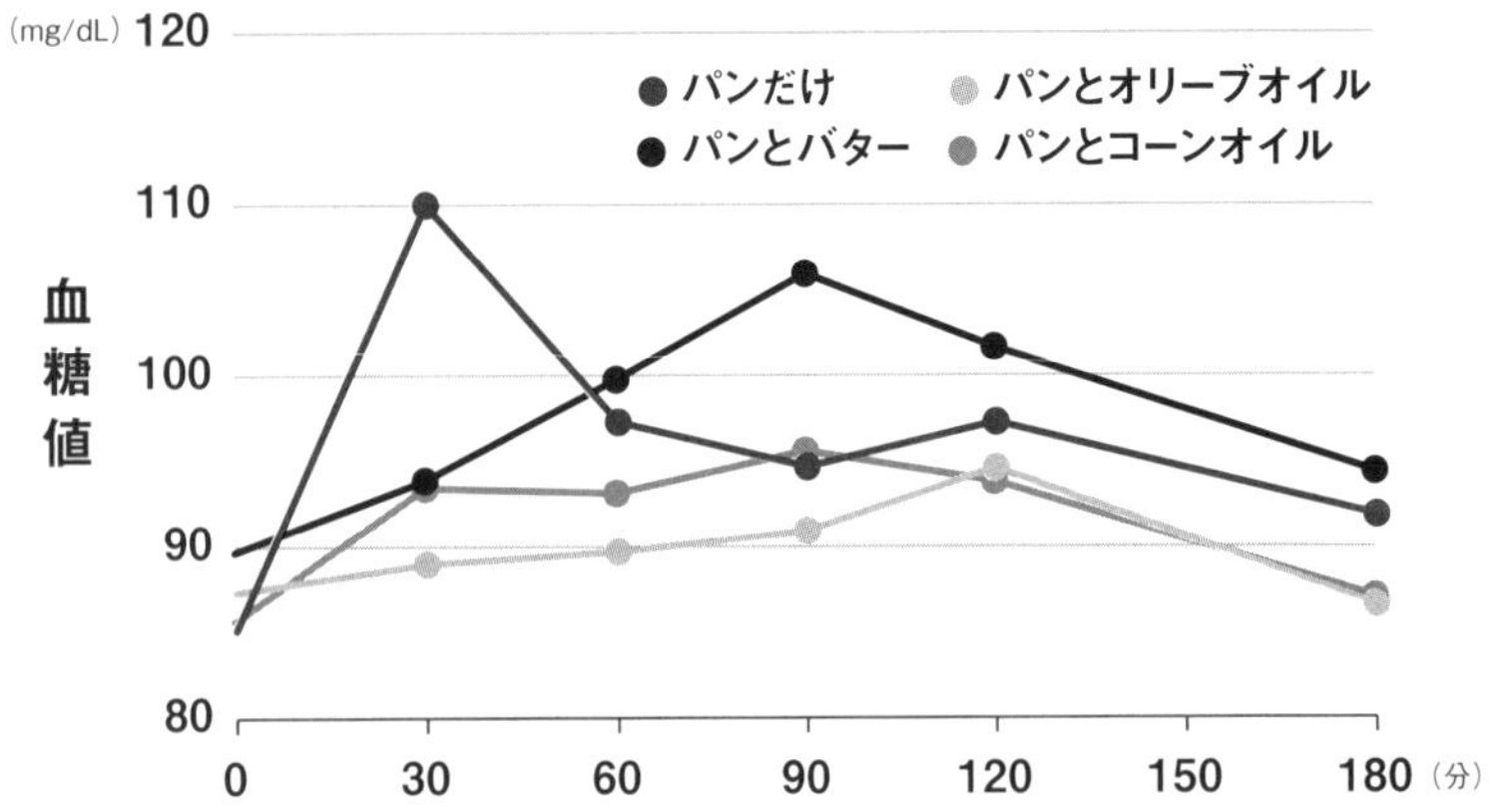

参考：European Journal of Clinical Nutrition

カロリーで考えれば、パンだけのケースが一番低くなります。

ところが、脂質を分解するという手間が入らない分、血糖値が上がりやすく太りやすいのです。

食パンブームは幾度もあり、数年前にも高級食パンブームが起きました。まずは「そのまま食べるのが一番」という売り文句をずいぶん耳にしました。

しかし、**パンを食べるなら、バターをたっぷり塗ったり、オリーブオイルに浸して食べたりするのが健康上は正解**です。

あるいは、卵や野菜など、具をたっぷり挟んだサンドイッチもいいですね。ただし、ハムやベーコンなどの加工肉は添加物が多いので、あまり食べないほうが無難です。

―― できるだけ脂質やタンパク質と一緒に

米飯も同様です。

明太子や佃煮など少量の「ご飯のお友」で食べるより、**五目チャーハンにしたほうがいい**のです。

肉や卵のタンパク質、炒めるための脂質によって、米飯の糖質の分解・吸収が遅れるからです。

おそば屋さんに入ったときには、かけそばや素うどんではなく、**山菜そばや月見そばなど、少しでも具の多いもの**を頼みましょう。

繰り返しになりますが、みなさんの血糖値を乱高下させ、みなさんを疲れさせ、みなさんを太らせるのは、カロリーの高いものではなく、糖質が多いものです。

しかも、その分解・吸収が早いほど悪い作用が起きます。

大事なのは、糖質を単独で活動させないこと。

単独で暴れ回ることがないよう、できるだけ、**脂質やタンパク質というお目付役と一緒に**食べましょう。

基本

4 朝3、昼5、夜2。夜のドカ食い厳禁

近年は一日2食という人が結構います。でも、一日に食べる総量が同じなら、**食事の回数は多いほうが健康に良く、疲れも溜まりにくい**のです。なぜなら、一度に摂る糖質量が減り、血糖値の変動が抑えられるからです。

しかも、2食派の多くが朝食を抜いており、夕食を抜くという人はまずいません。それどころか、夕食にドカンと食べる傾向にあり、次のようなパターンを繰り返します。

❶ 朝は胃がもたれていて食欲がないから、つい抜いてしまう

❷ 朝を抜いたので、ランチタイムは腹ぺこでドカ食いする

❸ ドカ食いのせいで数時間後に低血糖を起こし、疲労感や眠気、空腹感に襲われる

❹ 低血糖の空腹感で夕方までになにか食べ、夕食の時間が遅くなる。あるいは、空腹を我慢し続けていた分、夜にドカ食いする

❺ ❶に戻って、朝食を抜いてしまう

このサイクルにはまると、**胃腸がいつも疲れた状態**になります。

また、食事に含まれる糖質の摂取量はどうしても夜に多くなります。しかし、夜は食事を終えたら寝るだけ。寝ている間はエネルギー消費も極端に落ちるので、**ブドウ糖の使い道がなく、太りやすくなります**。

一方で、糖質を摂っても、その後すぐに運動すれば血糖値が上がりにくいことがわかっています。朝食や昼食の後は動くことが多いので、夕食後よりは血糖値の上昇を抑えやすいのです。

一日3食の場合の食事量については、**朝食3、昼食5、夕食2**の割合が理想です。

その中で、米飯やパンなどの糖質はなるべく朝食に回し、昼食では定食のようなバランスのいいものをしっかり食べ、夕食は糖質抜きでお酒のつまみ程度で済ませましょう。

夕食にドカ食いは厳禁。とくに、糖質のドカ食いは厳禁です。

私は**極力、夜に炭水化物を摂らない**ようにしています。

基本

5

晩酌のすすめ。夜はゆっくり食べる

私にとって、夕食になるべく炭水化物を摂らないというのは難しいことではありません。それはたぶん、お酒を飲むからです。

肉、魚、大豆食品、野菜など糖質含有量の少ない素材でつくられた料理を食べながら、ワインを飲むのが私の夕食。米飯やパン、麺類などなくても充分にお腹がいっぱいになります。そして、疲れ知らずで翌日もばりばり働けます。

私はヨーロッパの国が好きでよく旅しますが、フランス人もイタリア人もスペイン人もワインをたくさん飲み、**会話を楽しみながら食事に時間をかけます**。食べている総量は多くても、ゆっくり食べるから血糖値が上がりにくいのです。

血糖値を大きく上げない方法として、早食いせず、とくに夕食で炭水化物を減らしたいなら、**お酒は非常にいいアイテム**です。お酒の効果については、『The American Journal of Clinical Nutrition』という医学誌に、興味深い研究論文が掲載されました。

その研究では、「白い（精製）パン」を食べた場合と、いくつかのアルコール（ビール、ワイン、ジン）を摂取したときの、血糖値とインスリン量の変化が調べられました。

すると、結果は左のグラフを見ての通り、**パンを食べたときの血糖値が最も上がり、インスリンもたくさん分泌**されているのです**（図⑪参照）**。

アルコール類を比較してみると、ビールがそれなりに上がっています。なぜなら、ビールは、**ほかのアルコールと比べて糖質が多い**からです。とはいえ、パンよりは低いのです。

注目すべきは、**ワインとジンの数値**です。食後血糖値もインスリン分泌量も、ほとんど上がりません。**ウイスキーや焼酎などの蒸留酒も、ジンと同様**と考えていいでしょう。

繰り返し述べてきたように、血糖値の乱高下が慢性疲労の原因です。

仕事や家事を終えた夕刻には、お酒を楽しみながらゆっくりと美味しいものを食べてください。

最近は食事に合うノンアルコール飲料もたくさん登場しています。アルコールが苦手な人は、**糖質量に配慮したノンアルコール飲料**を試してみるのもいいでしょう。

図11 お酒が血糖値などに与える影響

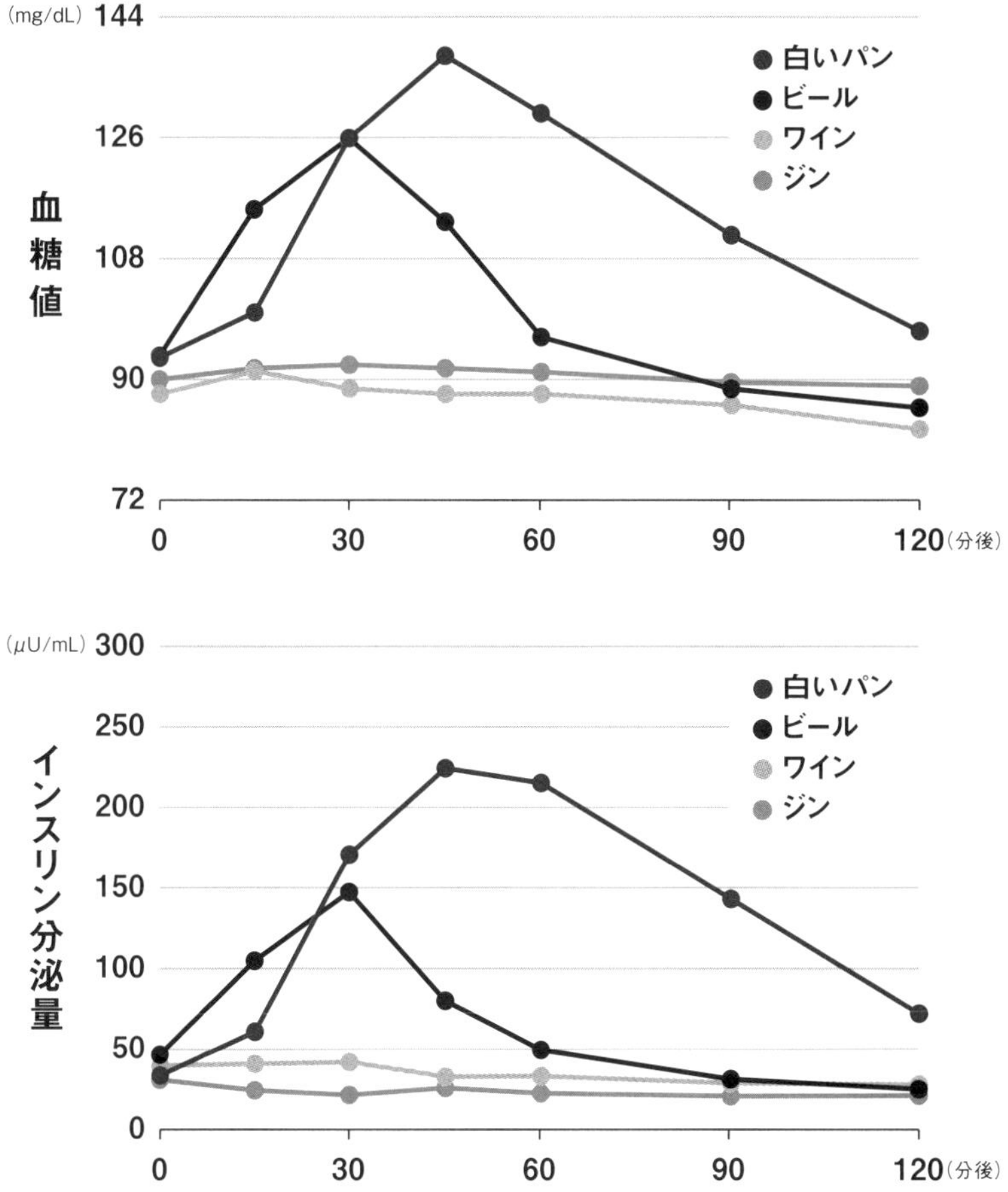

参考：The American Journal of Clinical Nutrition

基本

6

調理法は「生」「蒸す・茹でる」がいい

動物はみんな、なんらかの「餌《えさ》」を食べて命を繋いでいますが、**火を加えて調理するのは人間だけ**です。

しかも、〝最近の〟人間だけです。

私たちの遠い祖先は、狩猟や採集で得られた食材を生で食べていました。本来、人間を含めたすべての動物にとって、それが自然なあり方なのでしょう。

加熱調理は、食材についた寄生虫や細菌を死滅させ、保存性を高めるという利点がある一方で、悪い変化ももたらします。その典型が**ＡＧＥの増加**です。

1章で説明した悪性の老化促進物質であるＡＧＥは、糖質過多で血中にブドウ糖が増えることでどんどん生成されますが、食べ物からも体に入ります。食品そのものに含まれているだけでなく、**加熱調理することで増えてしまう**のです。

巻末に「ＡＧＥ含有量」リストを載せましたが、同じ食材でも、揚げたり焼いたりと高温で調理すると、よりAGEが増えることがわかっています。とくに、肉や魚などタンパク質は、高温調理によってAGEが飛躍的に増えるという弱点があります**（図⑫参照）**。詳しくは5章で説明しますが、「イミダゾールジペプチド」という優れた抗酸化物質が多く含まれることや、糖質が少なく血糖値を上げないという点で、肉や魚は疲労の予防・回復におすすめの食材です。

ですから、肉や魚は積極的に摂りたいのですが、なるべくAGEを増やさない調理法を心掛けましょう。**一日の上限は7000KU（AGE量の単位）**を目安にしてください。

寄生虫の心配がない魚は、**刺身で食べるのがベスト**です。

肉や生食に向かない魚なら、揚げるよりも蒸したり茹でたりという食べ方をするといいでしょう。たとえば、鶏肉の場合、**唐揚げにするより蒸し鶏や水炊き**で。牛肉や豚肉も、**焼くよりはしゃぶしゃぶ**を選びましょう。

ステーキやとんかつはときどき楽しむ程度にして、AGEを少なくする調理法で、より大きな疲労の予防効果を手にしてください。

図12 調理法によるAGE量の変化

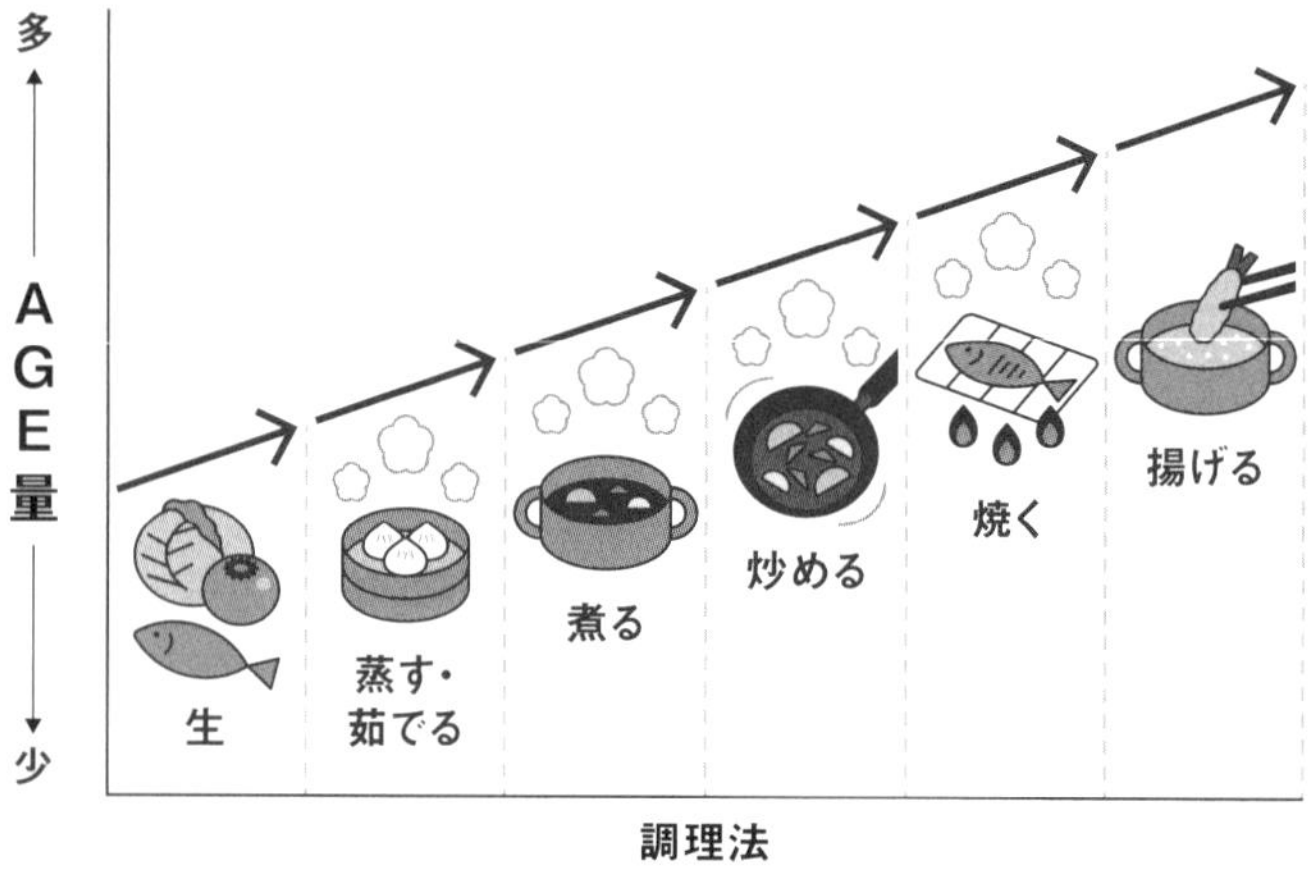

基本

7 加工食品より「伝統食」を重んじる

私たち人間のＤＮＡ構造は、人類がこの世に誕生した時代から、ほとんど変わっていません。つまり、私たちにとって、遠い祖先と同じように暮らしていくのが**ＤＮＡ構造上は最も自然な姿**でしょう。

とはいえ私は、人類のテクノロジーを否定するつもりは毛頭ありません。快適な住まいや便利な交通手段、世界と繋がれるネット環境など、祖先の時代にはなかった素晴らしい発明品を、私たちは次々と手にしています。もうすぐ、空飛ぶ自動車（しかも自動運転）も実現することでしょう。

私は、そうした進化を積極的に暮らしに取り入れる「新しいもの好き」ですが、こと食事に関しては慎重です。できるだけ、**遠い祖先のようにありたい**と思っています。

食習慣について、現代人が遠い祖先と違っている点は、大きく2つあります。

1つは、炭水化物や砂糖などの糖質を大量に摂るようになったこと。

もう1つが、**加工食品を口にするようになったこと**です。

それゆえ私は、その2つの要素の逆をやっています。すなわち、糖質摂取は極力控え、なるべく加工していないものを食べるようにしています。

加工食品は、添加物が心配なだけでなく、総じて柔らかく、私たちに本来備わっている**噛む力も弱らせます**。

2010年に翻訳出版された『食生活と身体の退化』の著者である、アメリカの歯科医師W・Aプライス博士は、1930年代から、ペルーやスイスなど世界14か国に足を運び、食生活と健康の関わりについて調査を行いました。

――噛む力が弱くなるという負のスパイラル

そこでは、地域の伝統食を食べている人々と、同じ民族でありながら砂糖や加工食品などを取り入れた近代的食生活に移行した人々が比較されました。

その結果、伝統食を食べている人たちは共通して、**完璧に近い健康体ときれいな歯並び**を持っていたそうです。

一方、近代的な食生活に移行した人たちは、歯の不正咬合《こうごう》が多く、顔の形まで変化しているケースが多く見られたと聞きます。

日本においても現代人は、顎が小さく歯並びが悪くなっています。歯並びが悪ければ、うまく嚙めないために柔らかいものを好むようになるし、柔らかいものを食べていれば、嚙む力が弱くなるという**負のスパイラル**に陥ります。

しかし、食べることは生きる原点。そして、食べることは嚙むという行為なくして成り立ちません。「食べやすい」という理由で加工食品に頼っているのは、食に関する負け組の振る舞いなのです。

「疲労回復しよう」と新発売のエナジードリンクに飛びつくのは、新しい行動かもしれませんが、賢い行動ではありません。

もっと、**生き物本来の力を鍛えましょう。**

基本

8

間食にナッツ。同じ量なら〝小分け〟で

左ページのグラフ（**図⑬**）を見てください。

これは、同じ量の糖質を一気に摂ったときと少しずつ摂ったときの、血糖値およびインスリン分泌量の変化を表したものです。

具体的には、50グラムの砂糖を水に溶いたものを、5分以内に飲んだケースと、3時間半かけてちびちび飲んだケースで比較しています。

一気に飲むと血糖値が急上昇し、それを抑えるためにインスリンも急激に大量に出てきます。そして、急激に上がった血糖値が急降下しているのがわかるでしょう。

血糖値が急降下すると、だるさや眠気などさまざまな不快症状が出て慢性疲労を蓄積させるのは、これまで述べてきた通りです。

また、血糖値が上がれば糖尿病のリスクが高まるのはもちろん、**インスリンをたくさん出さねばならない状態が繰り返されることで膵臓が疲れます。**

図13 糖質の摂り方による変化

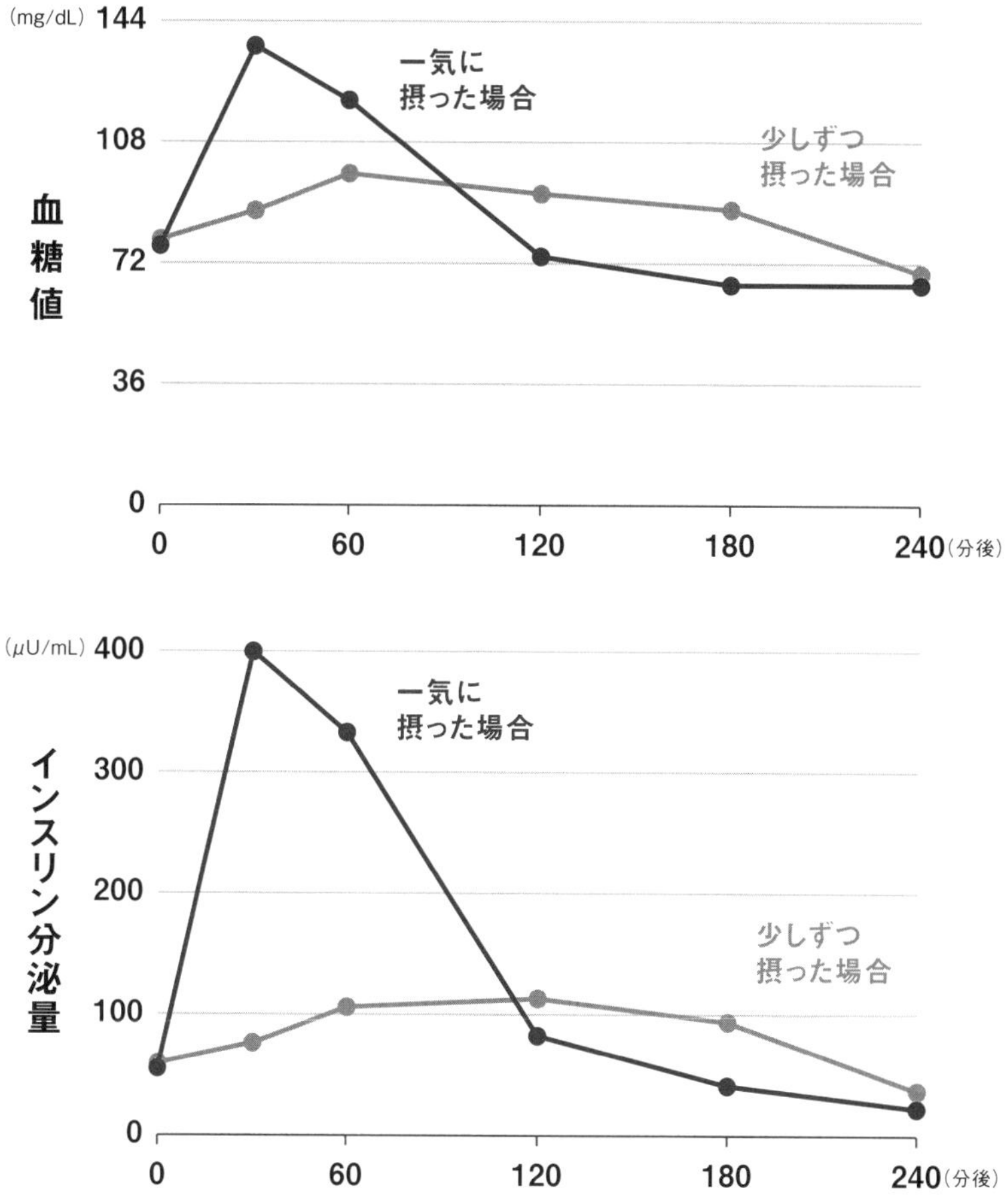

参考：Diabetes Mellitus A Fundamental and Clinical Text 第2版

まさに、悪いことだらけです。

一方、同じ量の糖質でも、少しずつ摂ると血糖値の変動が少なくなります。

このことから言えるのは、**「食事は規則正しく一日3食」という教えに囚《とら》われないほう**がいいということです。「一日3食」の教えが生きるのは、毎食「腹八分目」を守れるような人たちです。

ひどい空腹を我慢して、どかんと食事を摂るくらいなら、**ちょこちょこ間食したほうが利口**です。

もちろん、3食がっつり摂った上で間食したのでは食べすぎです。間食した分は食事からさっ引いて、**一日の摂取量自体は変わらないようにしてください**。

また、**「間食イコールお菓子」という思い込みも捨てる**必要があります。

疲れ知らずでいるためには、「なにか食べてもあまり血糖値が上がらない」という状況に身を置く必要があります。

甘いお菓子はもちろん、小麦を使ったスナック菓子は血糖値を上げるので極力、制限しましょう。

――カシューナッツは糖質が多い

間食には、**総菜類やサラダ、チーズ、豆腐、魚の缶詰**などがおすすめです。

手軽さにこだわるなら、**無塩タイプのナッツ**がいいでしょう。

ただし、カシューナッツは糖質が多いのでＮＧ。アーモンドやくるみ、ヘーゼルナッツなどを中心に選びましょう。

加えて、ナッツは**産地をしっかり確認**してください。いい加減なところから輸入されたものは、添加物やカビなどの心配があります。

今は、ＪＡＳ認証（有機）のものも出回っているので、購入するときの一つの目安としてください。

基本

9

食物繊維を摂る。「腸活」を怠らない

元気な状態を表す言い回しに、「快眠・快食・快便」があります。

これら3つの要素は、互いにリンクしています。快便は快食や快眠がつくるし、快便がなくては快眠も快食もかないません。

そして、ここで言う「快食」とは、食欲があって美味しく食べられる状態を指します。その上で、食事内容にこだわり、かつ**腹八分目を守れたらベスト**です。

ガツガツ大食いするのは、決して快食ではありません。それをやっているから、よく眠れず疲れが溜まり、腸内環境も整わないのです。

2章では、腎臓が老廃物や毒素を濾過して出す「尿」の重要性について述べましたが、もちろん「便」も疎《おろそ》かにはできません。なぜなら、便は「腸」という大切な臓器の働きの結果を示すものだからです。

過去において、腸は「便を排泄する器官」くらいにしか見られていませんでした。しかし、今は腸に関する研究が世界中で進んでいます。

その結果、腸内環境が悪いと、下痢や便秘という不調を招くだけでなく、疲労を溜め込み、あらゆる病気に罹りやすくなることがわかってきました。

腸内環境を整えるために、**非常に重要なのが「腸内細菌」の存在**です。

皮膚や口腔内など、私たちの体には、もともとさまざまな細菌が大量に住み着いています。なかでも大腸内には、１０００を超える種類の腸内細菌がいて、重さにすると１〜１・５キロにもなります。

この１０００を超える種類の腸内細菌は、「善玉菌」「悪玉菌」「日和見菌」の大きく３つに分類されます。日和見菌は、その名の通り、状況に応じて善玉菌にも悪玉菌にもなります。

いずれにしても、悪玉菌に対して**善玉菌優位にしておくことが大事**です。

ただ、食事内容が悪かったり、強いストレスがかかったりすると、そもそも１０００を超えていた腸内細菌の種類自体が減ってしまうことがわかっています。

それによって、善玉菌や悪玉菌の割合にもゆがみが生じ、腸内環境を整えにくくなるのです。

――水溶性も不溶性もバランス良く

種類豊かな腸内細菌を持った人の大腸は、まるでさまざまな花が分布して咲き誇るお花畑のようで、そこから**「腸内フローラ」**という言葉が生まれました。

多様性があって善玉菌優位の腸内細菌を育て、見事なお花畑をつくるには、食事が大事。なかでも、**食物繊維が不可欠**です。

食物繊維は、ほかの栄養素と違って小腸で吸収されず大腸まで届きます。

その食物繊維には、水溶性と不溶性の2種類があり、それぞれ異なる良い働きをします。

ワカメやヒジキなどの海藻類や、キノコ類に多く含まれる**水溶性食物繊維**は、腸内細菌の餌となります。

一方、キャベツやレタスなど野菜類に多い**不溶性食物繊維**は、便の嵩《かさ》を増やして便秘を解消してくれます。

いかにも食物繊維が豊富そうなごぼうやにんじんは、水溶性と不溶性の両方をバランス良く含んでいます。

こうした食材を偏《かたよ》らずに食べていくことで、腸内環境が整っていきます。

また、腸の炎症を引き起こすようなものを食べないことも大事です。下痢や便秘も腸の炎症の一つですが、とくに、**「リーキーガット症候群」には注意**が必要です。

リーキーガット症候群とは、もともと余計なものはなにも通さないはずの腸の表面に、ごく小さな穴が開いてしまう病態です。これによって、老廃物の毒素が血液を通して体内に回ってしまうのです。

当然、慢性疲労が抜けにくくなりますし、ほかのさまざまな病気を呼び込みやすくなります。

――便の状態は黄土色のバナナ状が理想

ストレスもリーキーガット症候群の大きな原因ですが、**人工甘味料や添加物など、不自然な食材によっても引き起こされる**ことがわかっています。

現代人にリーキーガット症候群が激増しているのは、こうした食材と無関係ではないでしょう。

なお、便の状態はちゃんとチェックしましょう。

いい便としては、**黄土色で柔らかいバナナ状のもの**が1～2本、するりと出たら最高です。そういう便はあまり臭いも強くなく、お尻を拭いたとき、ペーパーにくっつきません。かつ、軽く水に浮いたような状態になります。

逆に、コロコロと固かったり、柔らかすぎて形にならなかったりするような便が出ていたら、腸内環境の悪化を疑う必要があります。

黒い便や重い便、臭いの強い便も同様です。

疲れ知らずの健康体を手に入れたいなら、**食事の記録と共に、排便の記録もつける**といいでしょう。

基本

10

栄養価が大違い。旬の食材を食べる

今は、たいていの食材が一年中、スーパーの店頭に並んでいます。しかし、かつては、いつでもあるのは肉類や大豆食品、練り物や缶詰などの加工食品くらいでした。

本来、**食材には「旬」があり、とくに、野菜や果物などはそれが顕著**です。たとえば、なすやトマトは夏、ほうれん草や小松菜は冬の野菜です**（図⑭参照）**。しかし、今はたいてい、どれもいつでも手に入ります。

ただ、**時期によって含まれる栄養価が変わります**。

ほうれん草の場合、旬である冬と比較して、夏はビタミンCが約3分の1に、ベータカロテンはおよそ半分に減ってしまうとも言われます。

ポパイが好んで食べていたほうれん草が、健康維持や疲労回復に優れた食材だということは多くの人が知っているはずです。

図14 野菜の旬の時期

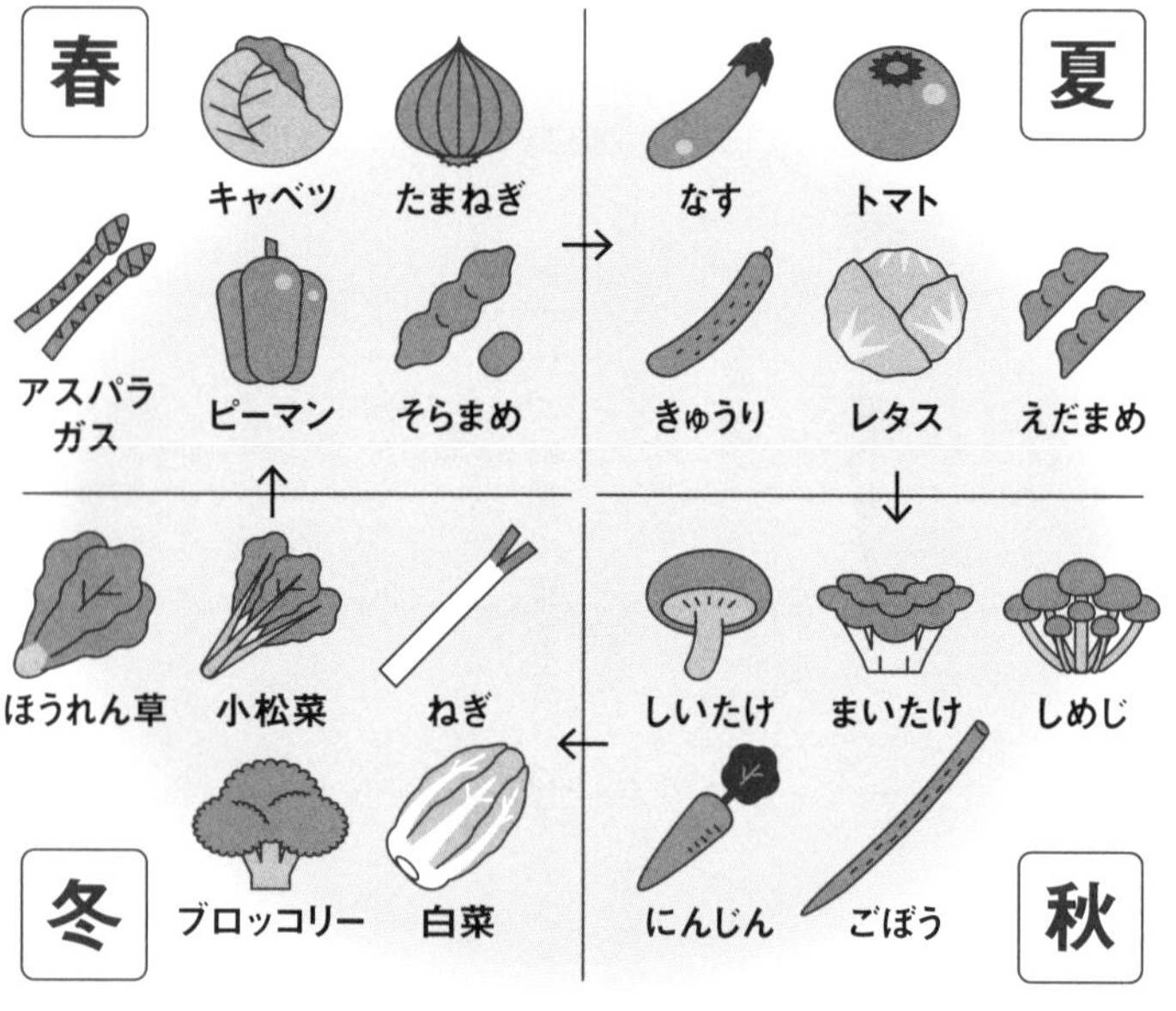

※地域や品種によって時期は異なることがある

しかし、夏のほうれん草では、冬ほどの効果は期待できないわけです。

ほかのどの野菜も、**旬の時期が一番、栄養価が高くなります**。それに、旬の食材は安く手に入ります。

魚介類や果物も同様で、旬のものは美味しくて栄養価が高いのに、値段は安くなっています。

ですから、スーパーに行ったら、旬にこだわって買い物をするのが賢い方法です。食材に同じ３０００円を使うにしても、なにも考えない人とは手にできる栄養価が違います。

それに、**胃腸への負担も少なくなります**。

たとえば、小鉢１杯のほうれん草のおひたしを食べるとき、夏でも冬でも胃腸は同じように働いてくれます。でも、そこから得られる栄養価が違うなら、旬の食材を食べたほうが効率的でしょう。

基本

11 疲労回復をカフェインに頼らない

２０１５年、一人の男性の死が人々の関心を引きました。まだ20代の若さだったその男性の死因が、**エナジードリンクの過剰摂取**にあったからです。

シフトワーカー（交替制勤務）だった男性は、深夜勤務時の眠気覚ましにエナジードリンクを多飲し、急性カフェイン中毒を発症して亡くなってしまったのです。

急性カフェイン中毒になると、呼吸数や脈拍が増加し、めまい、震え、吐き気などに襲われ、最悪の場合、死に至ります。

しかし、それを知らず、「疲労回復のため」に愛飲している人が多く見受けられることを、私は憂慮しています。

そもそも、**エナジードリンクが根本的な疲労の原因を解消するものではない**と、みなさんわかっているはずです。「でも、短期的には効くんだ」「今、この場をしのぎたいんだ」と思うから飲んでいるわけです。

しかし、一瞬シャキッとした感じが得られるのは、なにか素晴らしい栄養素のおかげではなく、そこに含まれる**カフェインと砂糖**のせいです。

繰り返し述べてきたように、砂糖が溶け込んだ液体を口にすれば、一気に血糖値が上がります。血糖値が上がると、**一時的な高揚感**に包まれるため、あたかも疲れが取れたような錯覚を起こすのです。

そして、一気に上がった血糖値は一気に下がります。

そこで現れるのは、さらなる疲労感、眠気、あらゆる不快感です。そのため、またエナジードリンクに頼ってしまうわけです。

先の男性も、この負のスパイラルに陥っていたと思われます。

慢性疲労から脱却したいなら、エナジードリンクに頼るのではなく、一刻も早く飲むのをやめることです。

甘い缶コーヒーや清涼飲料水も同様です。もし、「疲れたときにこれが効く！」と感じる飲み物があったなら、それを大いに疑ってみてください。

基本

12

塩分過多には野菜のカリウムで対抗

体がむくんでいると、だるく感じます。とくに、足がむくむと立っているのもつらいほどの疲労を感じます。

むくんでいるとき、その原因について「水分を摂りすぎたんだ」と考える人が多くいます。そして、むくみが収まるまで水分を控えようとします。

しかし、それをやってはいけません。

私たちの**体の60%は水分**であり、その水分は細胞の中や外に存在して重要な役割を担っています。新鮮な水をたっぷり摂り、**体内の水分をいつも新しいものに入れ替えていく**ことは、健康維持にとても大切です。

水が余れば尿として体外に出るので、むくんでも水はしっかり摂りましょう。

それよりも、**気にすべきは塩分**です。実は、健常者のむくみの原因のほとんどは、塩分を摂りすぎたことにあります。

私たちの体に存在する血液と体液は、共に約0・9%の塩分濃度に保たれています。余った塩分は腎臓が濾過して尿に出しますが、**摂りすぎれば腎臓の濾過キャパシティーを超えます**。

すると、血液や体液の塩分濃度が上がりすぎないように、体は水を引き込みます。血液中に水が引き込まれることで、血液量が増え血圧が上がります。一方、細胞の内外にある体液中に水が引き込まれることで、むくみが生じるのです。

ですから、塩分過多でむくんでいるときは、血圧に悪影響が出ているだけでなく、**腎臓もひどく疲れている**と考えたほうがいいでしょう。

こうしたことからも、普段の食事の塩分摂取量に無関心ではいけません。

2020年に改訂された日本人の一日の塩分摂取量の目安は、成人男性7・5グラム未満、女性6・5グラム未満で、それまでよりも0・5グラムずつ減っています。しかし、それでも**WHO（世界保健機関）の基準5・0グラム未満よりも随分多い**のです。

しかも、この日本のユルい基準を、多くの人が超えており、一日10グラム以上の塩分を摂っている人がざらにいます。

塩分は、まず摂りすぎないようにすることが大事です。

また、**摂った塩分を排出することも重要**です。

この排出を助けるのが、ほうれん草やにんじんなどの野菜に多く含まれる**「カリウム」**です。

カリウムはナトリウム（塩分）と対になって働き、細胞の中と外で体液の浸透圧を維持し、血圧や体液濃度の調整を行っています。

このとき、**カリウムを多く摂る**ことで、浸透圧の作用で細胞内のナトリウムを体外に排出できるのです。

それによって、血圧は下がり、むくみも解消されます。

基本

13

「副腎疲労」も食事のバランスで解消

最近よく耳にするようになった**「副腎疲労」**についてふれておきましょう。

副腎は、左右の腎臓の上にあるとても小さな臓器で、名前と違って腎臓の働きとは直接関係していません。ただ、現代のようなストレス社会において、その役割に注目が集まっています。

2つある副腎は、それぞれ2層に分かれ、内側は「副腎髄質」、外側は「副腎皮質」と呼ばれます。

副腎髄質ではアドレナリンやノルアドレナリンが、副腎皮質ではコルチゾール、DHEA、アルドステロンというホルモンが分泌されます。

いずれも、適切に分泌されることで**脳や体の働きを整え、日々を快調に過ごすために欠かせないホルモン**です。

ところが、過度のストレスがかかると、「抗ストレスホルモン」と言われるコルチゾールが過剰に分泌され続け、**副腎が疲れてしまう**のです。その結果、ほかのホルモンの分泌バランスまでおかしくなり、心身の不調を来します。
うつ症状を訴えている人たちのなかには、この**副腎疲労が原因**となっているケースが少なからずあると思われます。

副腎疲労から身を守るには、なるべくストレスをうまく解消するほか、食事内容の精査が不可欠です。

副腎は、**ビタミンCを大量に消費する臓器**であり、その働きのためにはビタミンＢ６、パントテン酸、タンパク質が必要です。それには、野菜や肉、魚などをバランス良く摂らねばなりません。

ストレスが多く副腎疲労を起こしやすい現代人は、なおのこと食事バランスが大切なのです。

基本

14

調理に活用。酢の力でＡＧＥを減らす

「黒酢ドリンク」など、酢を使った飲み物を見かける機会が増えました。多くの人にとって、酢には健康的なイメージがあるようです。

私も、酢は良い食材として積極的に摂っていますが、よく言われているように「アミノ酸が多いから」という理由ではありません。

酢を上手に使うとＡＧＥを減らすことができるからです。

これまで述べてきたように、慢性疲労の原因ともなる悪性物質のＡＧＥは、ブドウ糖がタンパク質と結合することでつくられます。ただ、酸性の状態ではその結合が起きにくいことがわかっているのです。

このことから、**肉や魚などを調理するときに酢を使うのは賢い方法**と言えます。

酢で下味をつけたり、煮たり炒めたりするときの調味料として用いたりすれば、酸性に傾いてＡＧＥの産生をおよそ**半分くらいに抑えることができます**。

酢は、こうして調理に使うのが一番です。

健康に良さそうだからと酢を飲んでいる人もいますが、あまりおすすめできません。

酢を充分に希釈しないで飲めば、強い酸性であるがゆえに**食道や胃の粘膜を荒らしてしまう**からです。

また、いかにも健康的な印象の黒酢ドリンクも、市販のものは飲みやすくするために余計な甘味料が入っています。

疲労回復に良いと思って飲んでいたら、血糖値の乱高下を起こしてかえって疲れを溜め込んだ、ということにもなりかねません。

一口に酢と言っても、米酢、バルサミコ酢、リンゴ酢などいろいろあるので、**料理内容によって使い分ける**のもいいでしょう。

ただ、いずれにしても、できるだけ**余計な添加物が入っていないものを選ぶ**ようにしてください。

基本

15

鉄の吸収を阻害する添加物を避ける

女性に多い貧血は、だるさ、息切れ、めまいなどの症状を示し、そのまま疲労感に直結します。

貧血の原因はいろいろで、なかには消化器系の病気などが隠れていることもあります。そのため、貧血を指摘されたら、まずは原因の究明が第一です。

とくに重大な病気がないのに起こる貧血の場合、たいていは**鉄分の不足**によります。血液中の鉄が不足すると、体の隅々まで酸素を運ぶ力が弱くなり、疲労感や倦怠感に悩まされたり、集中力や思考力が低下したりするのです。

鉄は、**赤身の肉や魚、アサリ、納豆、小松菜、キクラゲ**などいろいろな食べ物に含まれています。

しかし、貧血になりがちな若い女性ほど、お菓子を食事代わりにしたり、好き嫌いが多かったりと、食生活に問題を抱えている傾向があります。

そこで、貧血による慢性疲労に悩む人は、ある食材に偏るのではなく、いろいろなものを**まんべんなく食べる**ようにしてみましょう。

そのときの「まんべんなく」は、極力、自然な食材にしてください。加工食品をあれこれ食べていたのでは本末転倒です。

というのも、カップ麺などのインスタント食品、ちくわなどの練り物、ソーセージなどの加工肉には、**リンという食品添加物**が多く含まれます。この**リンが、鉄の吸収を阻害する**と考えられるのです。

もともと鉄は、吸収率がとても低い栄養素です。

ですから「摂る」ことを考えるだけでなく、阻害する要素を排除していくことが必要になります。

いろいろな食材をまんべんなく食べて、加工食品には手を出さない。これを守っていけば、鉄の欠乏が原因の慢性疲労は克服できるでしょう。

第 5 章

最新データが教える「ミラクルフード」

牧田式「ミラクルフード」とはなにか

スーパーフードに医療経験を加味

健康意識の高い人たちの間で、たびたび話題にのぼるのが**「スーパーフード」**です。スーパーフードとは、一口に言って、私たちの**健康のためにとくに効果的な食品**のことです。

一般社団法人「日本スーパーフード協会」などは、次のように説明しています。

《スーパーフードの定義》

- 栄養バランスに優れ、一般的な食品より栄養価が高い食品であること。あるいは、ある一定の栄養・健康成分が突出して多く含まれる食品であること
- 一般的な食品とサプリメントの中間にくるような存在で、料理の食材としての用途と健康食品としての用途をあわせもつ

《スーパーフードの基準》

●「食歴」が長く、何世紀にもわたって人々の健康に寄与してきた食品であること。それにより、人体に及ぼす可能性がある、あらゆる問題が解明されており、その安全性に不安をもって食することがなく信頼が置けるもの

●スーパーフードの発祥地アメリカで、一般的に「スーパーフード」として認知・評価されている食品であること

その上で、日本スーパーフード協会がとくに重要と考え、優先的に国内で推奨するスーパーフードを**「プライマリースーパーフード10」**として、次のように挙げています。

●スピルリナ

藍藻類《らんそうるい》に分類される海苔《のり》の一種。30億年以上前から地球上に存在。

●マカ

南米ペルーのアンデス山脈に自生する植物の一種。

●ゴジベリー（クコの実）

中国などに自生する植物の実。赤く、杏仁豆腐などにのっている。

- カカオ

アオイ科の植物。実の中の種子、カカオ豆はチョコレートやココアの原料となる。

- チアシード

メキシコ原産のシソ科植物チアの種。水分を含むと10倍ほどに膨らむ。

- ココナッツ

ヤシ科の単子葉植物ココヤシの果実。お菓子などにも用いる。

- アサイー

ブラジル原産のヤシ科植物、アサイヤシの実。和名ワカバキャベツヤシ。

- カムカム

ペルーのアマゾン川流域の熱帯雨林に育つフトモモ科の常緑低木の実。

- ブロッコリースーパースプラウト

米ジョンズ・ポプキンス大学のポール・タラレー博士が開発。新芽と茎を食べる。

- ヘンプ（麻の実）

中央アジア原産の植物の麻の実。多くはスパイスとして用いられる。

こうして見ていくと、**「厳しい環境で生育している植物」**が多いようです。

もともと植物は、動物のように移動ができないため、自分に襲いかかる敵から身を守る**「ファイトケミカル」**（植物化学物質）という天然の防御物質を多く持っています。

ファイトケミカルには、**強力な抗酸化作用、抗ＡＧＥ作用**があり、植物は動物のようにがんに罹らないし、ウイルスによって朽ちることもめったにありません。

そうした植物のなかでも、とくに厳しい環境で生き残ってきたものに、スーパーフードたる素晴らしい成分が多く含まれるものと思われます。

世界中で食べられてきたスーパーフード

そもそも、スーパーフードという言葉が使われ始めたのは、１９８０年代。アメリカやカナダが先駆けです。その後、２０００年頃のアメリカで**「ロー・リビングフード」**と呼ばれる低温調理がブームになり、この調理法を実践する人たちの間で、相性のいい食材としてスーパーフードが注目されるようになったようです。

さらに２００４年、アメリカのスティーブン・プラット医師の著書『スーパーフード処方箋―あなたの人生を変える14の食品』が大ヒットしたことで、世界的にその概念が広まりました。

この本の中で、プラット氏は**「健康に良い栄養分を豊富に含みながら、多くは低カロリーである食品」**とスーパーフードについて説明しています。

そして、抗酸化作用が高いもの、老化や生活習慣病の予防にいいもの、がんのリスクを遠ざけるものなどを紹介しており、その内容は、どちらかというと、マクロビオテックの**「ホールフーズ」**（丸ごと食べる）や、**中国の薬膳**などにも通じるものがあったようです。

続けて、２００９年、ロー・リビングフードのカリスマと言われるアメリカのデイヴィッド・ウォルフ氏が書いた『スーパーフード』が出版され、今日までバイブルのようになっています。

こうした流れの中で、世界中で食べられてきたスーパーフード、とくに日本スーパーフード協会が太鼓判を押している「プライマリースーパーフード10」について、慢性疲労に悩むみなさんも試してみる価値はあるでしょう。

プライマリースーパーフード10として扱われているのは、強力な抗酸化作用、抗ＡＧＥ作用を持つファイトケミカルを多く含むものがほとんどですから、**健康維持に加え、疲労の予防・回復効果**が期待できるはずです。

最新医療データや現場の経験に基づく

こうした流れも踏まえ、次ページからは、現代社会において私が新たに提案したい**牧田式「ミラクルフード」**について、詳しく説明していきます。

疲労の予防や回復効果が期待できるだけでなく、さまざまな病気を遠ざけ、健康維持や増進に役立つものばかりです。

これらは、**世界最新の医療データやエビデンス**に加え、**長年にわたって糖尿病の最先端医療の現場に立ち、たくさんの患者さんを元気にしてきた経験**に基づいたものです。**私自身も健康の維持・増進のために積極的に取り入れています**ので、その点からもおすすめしたいと思います。

牧田式
ミラクルフード
1

イミダゾールジペプチド

動物の骨格筋や肝臓の中に含まれる**「イミダゾールジペプチド」**という成分に、優れた抗酸化作用、抗ＡＧＥ作用があることがわかっています。まさに、ミラクルフードと呼ぶにふさわしい成分です。

渡り鳥がずっと大海の上を飛び続けたり、マグロのような回遊魚が泳ぎ続けたりできるのは、そうしたパワーを生み出す**イミダゾールジペプチドを体内にたくさん持っている**からです。

私たち人間の体内にもあり、疲労を回復したり、抗酸化作用で病気を予防したり、認知機能を改善したりという素晴らしい働きをすることが**いくつかの研究で証明**されています。

大阪市立大学の研究チームは、イミダゾールジペプチドを４週間毎日摂取した群と、そうでない群に4時間の自転車こぎ運動をしてもらい、疲労度合いを比較する実験を行いました。その結果、イミダゾールジペプチドを摂取しなかった群は投与した群に比べ、負荷実験から4時間後には**約1・5倍の疲労感の差**、実験終了から4時間後には**約2倍の差**が確認できたそうです（2008年発表、**図⑮参照**）。

また、161ページにあるグラフ（**図⑯**）は、2008年に中高年を対象に行われた実験結果を示すものです。イミダゾールジペプチド225ミリグラムを含むタブレットを1日1回1か月摂取し、疲労感に関するアンケートをとると、眼および全身の**疲労感が「とてもある」から「全くない」へと緩和**されていくことがわかったと報告しています。

さらに、2009年に『薬理と治療』という専門誌で報告された研究では、疲労を自覚している日本の健康な成人207名を対象に、鶏のむね肉由来のイミダゾールジペプチドを8週間摂取してもらい、その効果を調査しました。

その結果、一日200ミリグラムのイミダゾールジペプチドを摂ると疲労を軽減することがわかったそうです。

図15 イミダゾールジペプチド摂取による疲労感の軽減

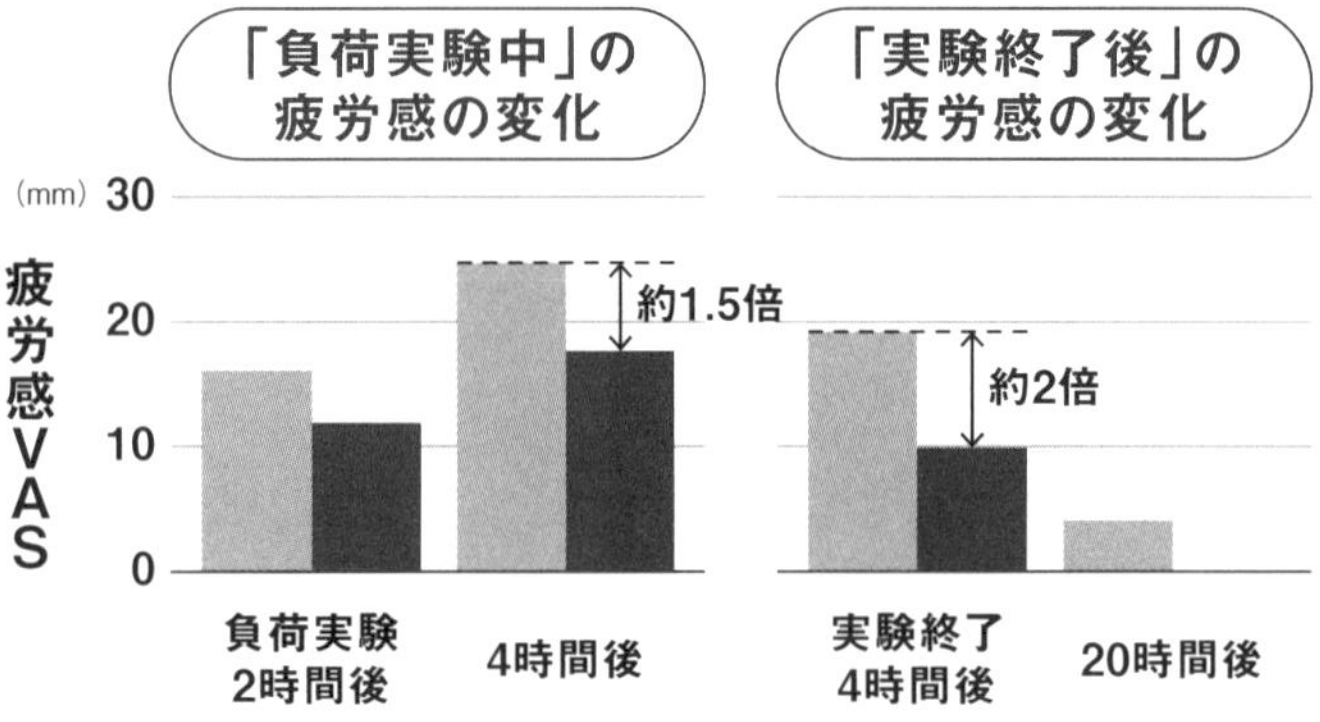

■イミダゾールジペプチド摂取群
■非摂取群

参考：薬理と治療 / 36(3): 199-212, 2008

図16 イミダゾールジペプチド摂取による疲労感の緩和

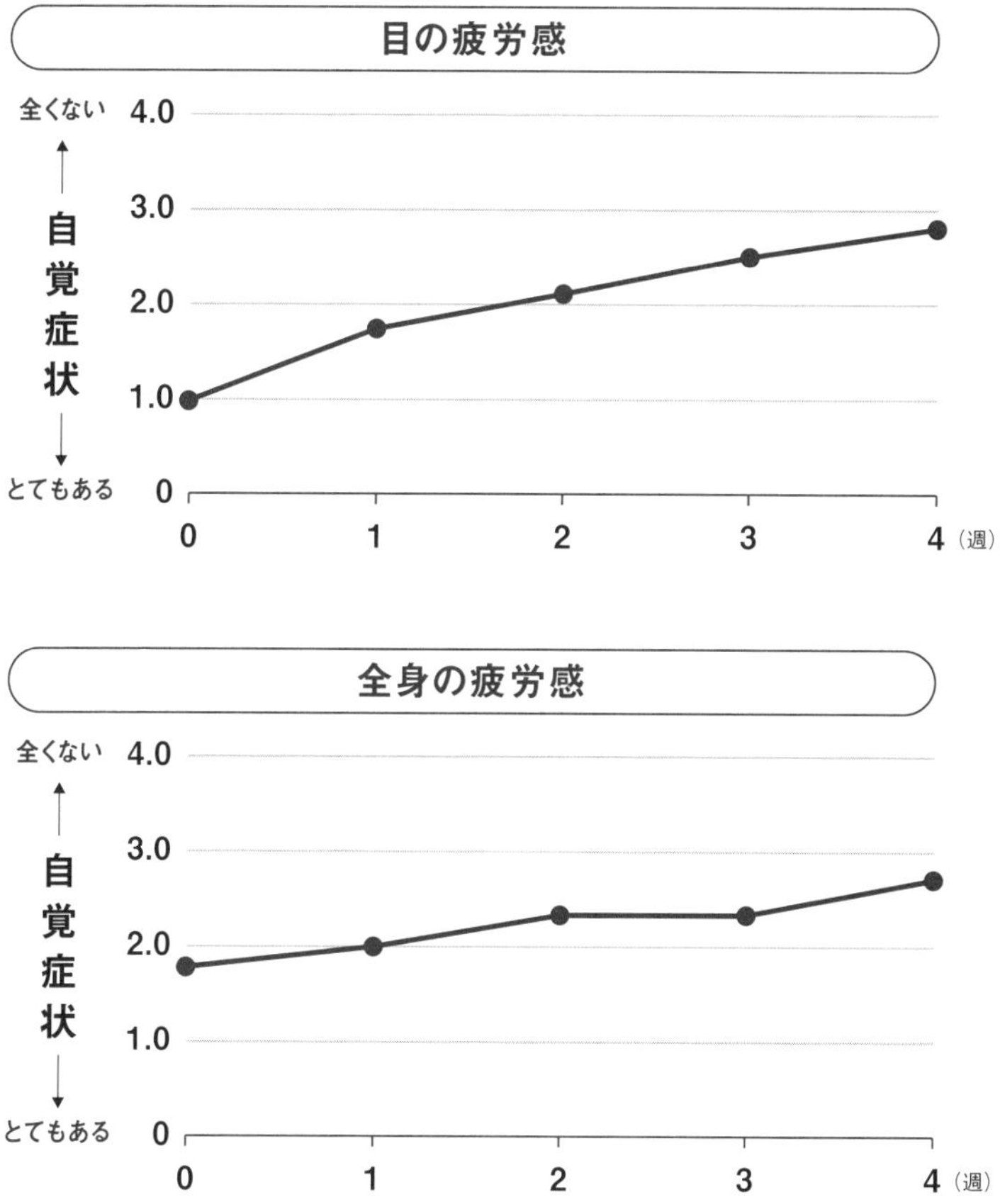

参考：鬼塚英一郎,食品と開発,VOL42　No.9(2008)

イミダゾールジペプチドの摂取で**記憶テストの結果が良くなった**という報告もあります。

中高年の健常者39名にイミダゾールジペプチド1グラムを含む顆粒《かりゅう》を1日1回、3か月間摂取してもらい、摂取しなかった群（プラセボ群）と比較した研究では、記憶力（遅延記憶力）の低下が抑制されていることがわかったというのです（**図⑰参照**）。

アスリートもよく食べている

ちなみにイミダゾールジペプチドには、カルノシン、アンセリン、バレニン、ホモカルノシンなどいくつかの種類が存在します。

なかでも、とくに**カルノシンとアンセリンは体を酸化から守り疲労を和らげる効果が高い**と言われています。また、血圧の上昇を抑える働きがあることもわかっています。

疲れが取れにくく、血圧の値が気になり始める年代になったら、積極的に摂りたい成分です。

左ページの表（**図⑱**）にあるように、食材としては鶏肉や豚肉に多く、とくに**鶏のむね肉にカルノシンとアンセリンが多く含まれています**。

図17 遅延記憶力テストのスコア

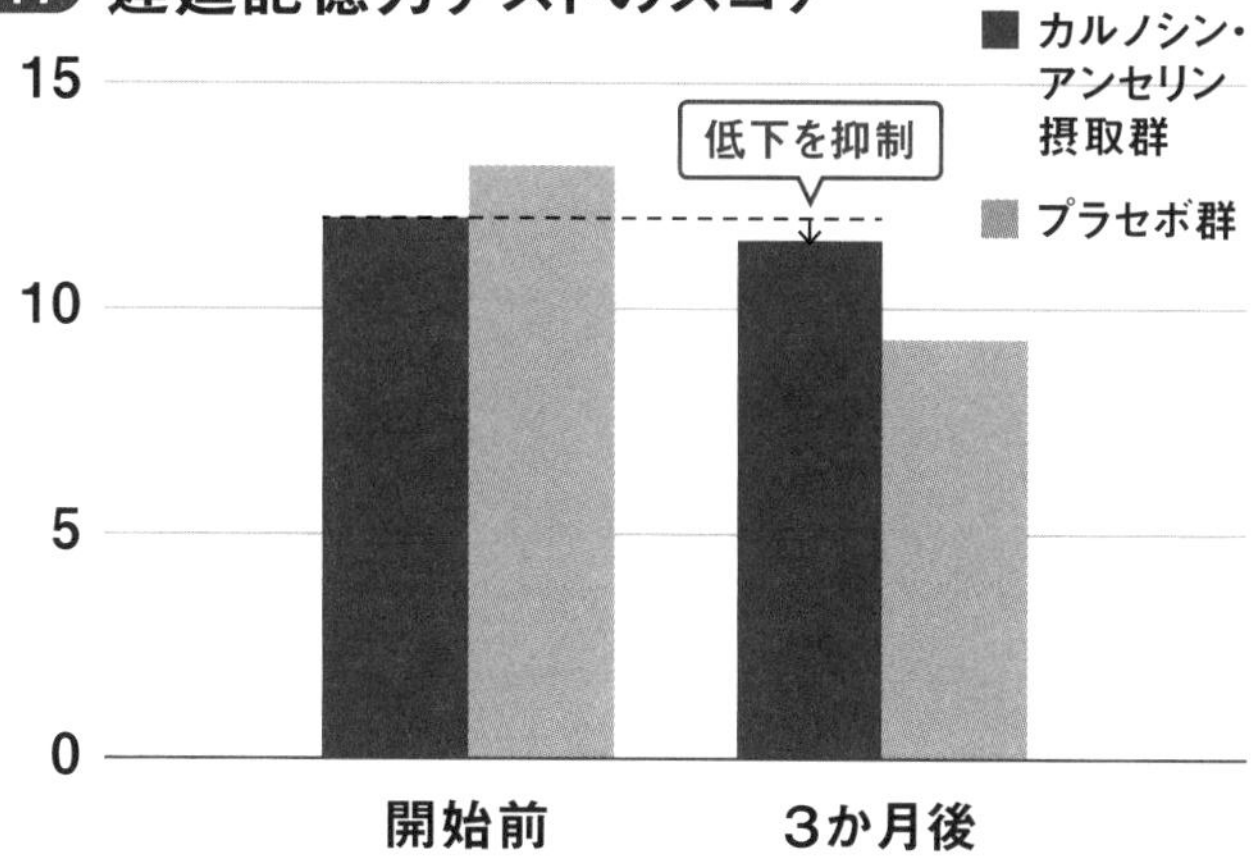

参考：Hisatsune,T et al,Journal of Alzheimer's Disease,50,149-159(2016)

図18 カルノシンとアンセリンの含有量 (mg/100g)

肉の種類（部位）	カルノシン含有量	アンセリン含有量	合計含有量
牛（もも）	262	3	265
豚（ロース）	899	29	928
豚（もも）	806	27	833
鶏（むね）	432	791	1223
鶏（もも）	153	315	468

参考：日本食肉消費総合センター「お肉のあれこれミニ事典」

総じて肉類にはカルノシンが多く、このほかマグロ、カツオ、サケにはアンセリンが、クジラにはバレニンが多く含まれます。

イミダゾールジペプチドは、これら動物がよく動かす部位にたくさん存在します。たとえば、鳥類は飛べなくなったら死んでしまいます。それゆえ、飛ぶときに使う胸の肉に疲労回復作用があるカルノシンが多く含まれるのです。

鶏のむね肉は、**脂肪が少なくタンパク質が豊富**なことから、アスリートが夕食の素材としてよく用います。

イミダゾールジペプチドの効果を期待することに加え、食べ方としては、なるべくAGEを増やさないようにしたいものです。

マグロやカツオなど、生で食べられる魚は刺身が一番です。

加熱が必要な肉類は、揚げたり焼いたりという高温調理ではなく、**蒸したり茹でたりして食べましょう**。

なお、**加熱調理の過程で出る汁（スープ）**にも、イミダゾールジペプチドが溶け出ていますから、捨てずに飲むといいでしょう。

牧田式
ミラクルフード 2

チョコレート

先に紹介した、長寿世界一のフランス人女性ジャンヌ・カルマンさんは、毎日、ショコラ（チョコレートドリンク）を飲んでいました。

2番目に長生きした日本人女性の田中カ子《かね》さん、3番目のアメリカ人女性サラ・ナウスさんも、大のチョコレート好きだったそうです。日本スーパーフード協会が推奨する10の代表的なスーパーフードにも、**「カカオ」**が入っています。

私も、**カカオ成分80%以上のチョコレート**を、ミラクルフードとしています。

カカオ豆を原料とするチョコレートや**ココア**には、**カカオポリフェノール**がふんだんに含まれます。

カカオポリフェノールは、**活性酸素を抑え生活習慣病の予防に有効**であると以前から世界的に考えられてきましたが、それを証明する実験が日本でも行われました。

愛知学院大学の大澤俊彦教授は、愛知県蒲郡市、製菓会社の明治と共同で、蒲郡市内外に住む45〜69歳の３４７名（男性１２３名、女性２２４名）を対象とする研究に取り組みました。

対象者に、カカオポリフェノールを多く含むチョコレート（カカオ72％）を一日25グラムずつ４週間摂取してもらい、蒲郡市民病院で検査しながら体の変化を観察するという研究です。その結果は、大変に興味深いものでした。

その一つに、**疲労回復効果**が指摘されています。

この研究では、被験者にアンケート調査を行っており、チョコレートの摂取で、**精神的にも肉体的にも活動的になる**ことが報告されたのです。

被験者の多くは、チョコレートを摂取している期間中、全体的な健康状態は非常に良く、いつも活力に溢れていたと答えています。楽しくおだやかな気持ちで、落ち着いて過ごせたとも言っています。

しかも、実験前と実験後で体重やＢＭＩの変化はなかった、つまり**太ることはなかった**そうです。

ほかにも、この研究では、主に「脳」と「血管系」に関する健康効果が証明されました。いずれも全身の状態を左右する要素であり、疲れにくい体をつくることに繋がります。

脳については、チョコレートの摂取（4週間後）で、脳にとっての重要な栄養分**「ＢＤＮＦ（脳由来神経栄養因子）」の血中濃度が上昇**することが報告されています**（図⑲参照）**。

脳の疲れや機能を改善する報告も

ＢＤＮＦは、ニューロン（神経細胞）の産生や神経突起の伸長促進、神経伝達物質の合成促進に関連するなど、**脳にとって重要な働きをする栄養分**です。

アルツハイマー病や、記憶・学習など認知機能との関連性も報告されており、65歳を過ぎた頃から加齢と共に減少する傾向にあります。

これまでＢＤＮＦは、運動したり難しい問題を考えたりすることで増えるのではないかと言われてきました。ところが、意外なことに、チョコレートやココアに含まれる**カカオポリフェノールにより増える**可能性があることが明らかになったのです。

図19 チョコレートの摂取によるBDNFの変化

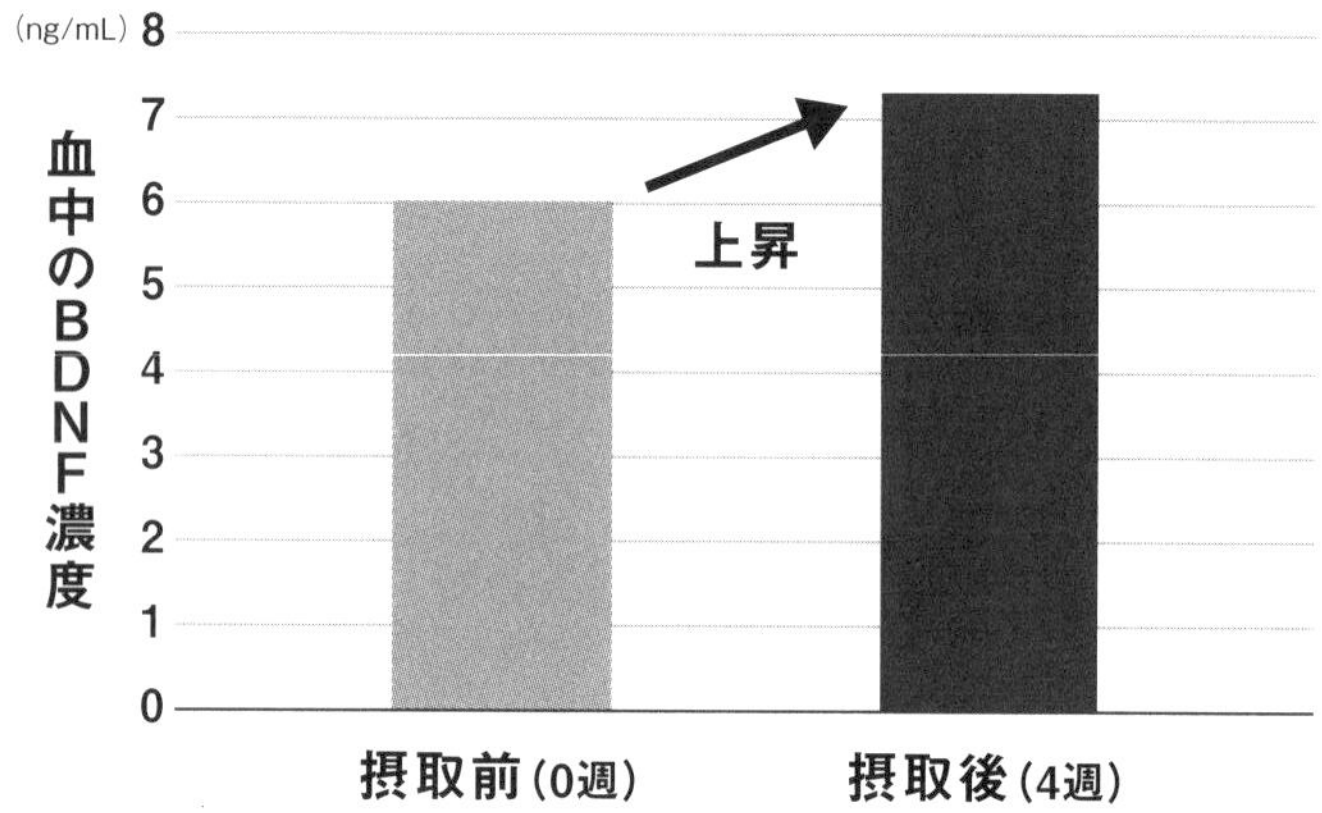

参考：チョコレート摂取による健康効果に関する実証研究

なお、カカオポリフェノールを摂取すると、**脳血流量が増える**こともわかっています。脳血流量が増えることで、認知機能テストのスコアが上昇することも報告されています。

これらのことから、カカオ分の高いチョコレートは、とくに**脳の疲れを癒し、機能を改善する**ミラクルフードであると言えるでしょう。

では、血管系についてはどうでしょうか。

この研究では、血液の「炎症指標」「酸化ストレス指標」という数値の測定も行われました。これらの数値が高いほど血管内皮機能が低下し、動脈硬化が起きやすくなります。

調査の結果、とくに数値が高かった上位4分の1の人たちで、**チョコレート摂取後に有意に数値の低下**が見られたというのです**（図⑳参照）**。

つまり、**「動脈硬化のリスクが高い人ほど、カカオポリフェノールの効果に助けられる」**という結果が出たわけです。

血管の内部に炎症があると、それによって血管が狭くなり、動脈硬化も起こりやすくなります。こうした炎症に対し、小腸で吸収され血管の中に入っていったカカオポリフェノールが作用するのだと考えられます。

図20 チョコレート摂取による動脈硬化リスクの変化

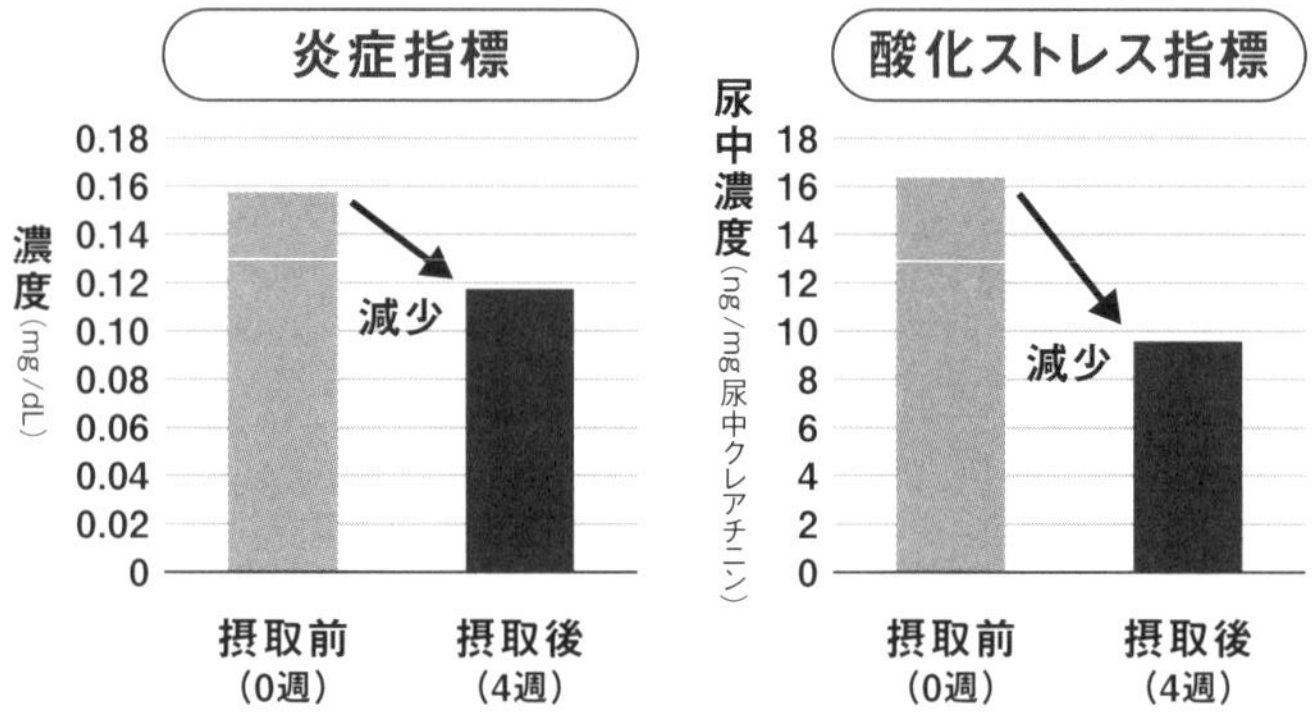

参考：チョコレート摂取による健康効果に関する実証研究

血管系の効果としてもう一つ、**血圧の低下**も見られたそうです。

172ページのグラフ（**図㉑**）は、被験者全員について、チョコレート摂取前と摂取後（4週間後）の最高血圧（収縮期血圧）と、最低血圧（拡張期血圧）の変化を比較したものです。

どちらも**分布のピークが低下**しているのがわかります。

善玉コレステロールの増加

とくに、高血圧群（上の血圧が140以上あるいは下の血圧が90以上）と正常血圧群（上の血圧が140未満かつ下の血圧が90未満）に分けて比較してみると、**高血圧群のほうが正常血圧群よりも血圧が低下する度合いが大きい**ことも報告されています。

ここでも、**「高血圧のリスクが高い人ほど、カカオポリフェノールの効果に助けられる」**という図式が成立しています。

炎症が起こって狭くなっていた血管に、小腸から血中に吸収されたカカオポリフェノールが作用し、炎症が治まることで血管が広くなり、血圧も下がるのだと思われます。

図21 チョコレート摂取による血圧の変化

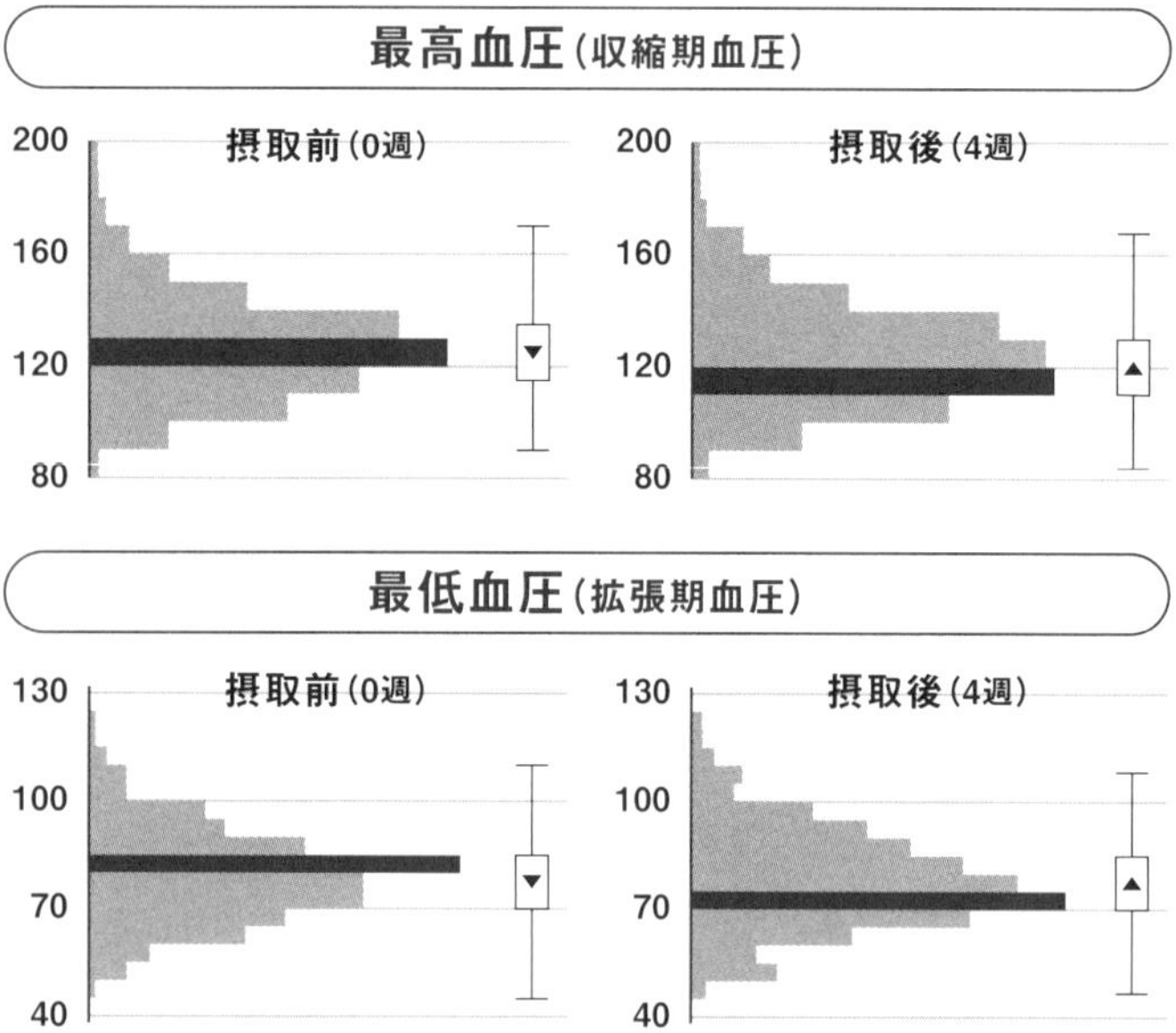

参考：チョコレート摂取による健康効果に関する実証研究

さらに、**善玉コレステロールの増加**と、**強力な酸化抑制効果**も見られました。

コレステロールには、大きくＬＤＬ（悪玉）とＨＤＬ（善玉）があり、悪玉が肝臓から体のさまざまな器官にコレステロールを運ぶのに対し、善玉は体の中の余分なコレステロールを回収して肝臓に戻す働きをします。

この2つのコレステロールのバランス次第で、血管が詰まりやすくなることが知られています。

血管の健康を保つためには、以下の3つの要素が不可欠です。

❶ＬＤＬ（悪玉）コレステロールを増やさない
❷ＨＤＬ（善玉）コレステロールを増やす
❸ＬＤＬ（悪玉）コレステロールの酸化を抑制する

❶と❷についてはわかりやすい話でしょう。悪玉が増えて善玉が少ないと、体内に悪玉コレステロールが必要以上に溜まってしまいます。その悪玉コレステロールが酸化すると、白血球の一種である**マクロファージが食べて掃除**してくれます。

ただし、結果として、マクロファージの死骸とも言える泡沫《ほうまつ》細胞が血管の内皮に溜まり、血管が狭くなってしまうのです。

それゆえ、❸で指摘しているように、**悪玉コレステロールの酸化を抑える必要**があるというわけです。

一日25グラム食べる習慣を

チョコレートを食べると**ＨＤＬ（善玉）が増える**だけでなく、カカオポリフェノールにある強力な抗酸化作用によって、**ＬＤＬ（悪玉）の酸化が抑えられる**と考えられます。

３４７名の日本人を対象に進められたこの研究は、チョコレートの素晴らしい効果を示しています。

ただし、先にふれたように、チョコレートならなんでもいい、いくらでも食べていいというわけではありません。

実は、ヨーロッパでは、カカオポリフェノールが含まれないホワイトチョコレートと通常のチョコレートを食べ比べ、健康効果を調べる実験が行われたことがあります。

この実験でも、カカオポリフェノールが含まれる通常のチョコレートのほうにメリットが見られましたが、一日の摂取量が１００グラムと多かったために、過剰摂取の問題が指摘されていました。

一方、今回紹介した日本人対象の研究では、「カカオ成分が72％以上のチョコレートを一日25グラム」で行い、非常にいい結果を得ています。これは、とても重要な基準となります。

そこで、私がミラクルフードとして推奨するのは、砂糖が少なくてカカオ成分が80％以上のものです。

こうした製品には、ポリフェノールがたくさん含まれており、その**含有率は赤ワインの10倍**にものぼります。そんな良質のチョコレートを、**一日25グラム**食べることを習慣にするといいでしょう。

ブルーベリー

牧田式
ミラクルフード３

ブルーベリーは、ツツジ科スノキ属に分類される低木になる果実です。

以前はジャムとして口にすることが圧倒的でしたが、今は生の状態の実がスーパーで手に入ります。

濃い青紫の色からも想像できるように、**ポリフェノールの一種であるアントシアニンが豊富**に含まれており、すべての果物や野菜の中でも、**最も強い抗酸化作用**を持つと言われています。

そもそも、がんや心筋梗塞、脳卒中をはじめとする怖い生活習慣病の大きな原因は、**活性酸素がＤＮＡを傷つける**ことにあります。

活性酸素は、日々の生活の中にある紫外線、喫煙、ストレス、運動、加工食品の摂取などによって生じ、私たちの体を疲れさせ、どんどん老化させます。

そこで、**ブルーベリーの抗酸化作用で活性酸素を抑制**すれば、全体的に体調を整える効果や、疲労回復効果が期待できるわけです。

それを実証する研究もあちこちで行われ、報告が届いています。

たとえば、『Carcinogenesis』という学術誌に掲載された研究では、被験者がブルーベリージュース1リットルを2週間飲んだところ、活性酸素による**DNAのダメージが20%軽減**したそうです。

また、イギリスのイースト・アングリア大学が6か月にわたって行った研究で、ブルーベリーを毎日150グラム食べると、**心臓血管病のリスクが最大15%軽減**できるということがわかりました。

この研究チームは、心臓病や脳卒中、糖尿病のリスクを大きく高めるメタボリックシンドロームを持つ対象者が、**血管の機能や動脈壁の硬化が持続的に改善**した、と報告しているのです。

加えて、脳の記憶に関する分野でも、ブルーベリーの効能に注目が集まっています。イギリスのペニンシュラ医科歯科大学は、ファイトケミカルが豊富なブルーベリーなどが、**老化に関連した短期的、長期的な記憶の障害を食い止めるのに効果的**としています。

「American Chemical Society」という学術団体が行った研究も、示唆に富んでいます。

この研究では、初期の記憶力の低下が見られる70代のボランティアを2つのグループに分け、一方に市販のブルーベリージュースを400〜500ミリリットル、毎日飲んでもらいました。すると、飲んだグループは飲まなかったグループと比較して、**学習と記憶力テストに大きな改善**が見られたそうです。

腸内環境や膀胱にもいい影響

もともとブルーベリーは、とくに**眼精疲労に効果**があることが知られていました。

そのきっかけは、毎日好物のブルーベリージャムをたくさん食べていたイギリス軍のパイロットが、薄明かりの状況でも物がはっきり見えたと話したことにあったと言われています。

その後、各国で研究が進み、そのメカニズムがわかってきました。

私たちが物を見るとき、目に入ってきた映像を網膜《もうまく》に映し出します。この網膜にはロドプシンというタンパク質があり、それが分解されることで発せられた電気信号が脳に伝わり「見えている」と感じます。

分解されたロドプシンは、再合成され、また分解されるというように再利用されています。ただ、疲れや加齢によってロドプシンの再合成能力が低下すると、目がしょぼついたりぼやけたりと、見え方に不都合が生じます。

この**ロドプシンの再合成を、ブルーベリーのアントシアニンが助ける**のです。

また、**ブルーベリーに含まれるビタミンA**には、目の粘膜を保護し、網膜自体を丈夫にする働きがあると言われます。こうしたことから、眼精疲労にブルーベリーが効くことは、ほぼ間違いないでしょう。

なお、ブルーベリーは、**腸内環境にもいい影響**を及ぼします。

小さな果実を皮ごと食すことや、一粒の中に微少な種がたくさん入っていることから、食物繊維がたくさん摂れます。しかも、**水溶性食物繊維と不溶性食物繊維の両方**が含まれています。

さらに、ポリフェノールの一種であるタンニンの作用により、荒れていた腸の粘膜が保護され、**腸内で発生する有害物質の生成を抑える**こともわかっています。

意外なところとしては、アルブチンという成分によって**尿路殺菌作用**も期待できます。アルブチンは細菌が膀胱《ぼうこう》内に付着するのを防ぎ、感染症を予防すると考えられます。

ブルーベリーには、**ビタミンやミネラルも豊富**で、ビタミンＣ、ビタミンＥ、ビタミンＢ６、ビタミンＫ１、亜鉛、マンガンなどが含まれています。

ビタミンＣは熱に弱いのですが、**生で食べられるブルーベリーなら効率よく摂取**できるでしょう。

亜鉛は、細胞の生まれ変わり（代謝）を促進したり、生きるために不可欠な酵素の原料になったりします。

マンガンは、活性酸素の除去や、**骨を丈夫にする働き**をします。

これら、大切なビタミンやミネラルを損なわないためにも、ブルーベリーは**生の果実をそのまま食べる**のがいいでしょう。

記憶に関しての研究では市販のジュースでも良い結果が得られていますが、できるだけ加工されていない状態で食べることをすすめます。

牧田式ミラクルフード 4

大豆食品

日本人は、豆腐や納豆、味噌など大豆食品を多く摂る国民です。**私自身、よく食べるし、豆乳も愛飲**しています。

大豆食品は優れた植物性タンパク質であり、**コレステロール値を下げる**こともわかっているので、年齢や性別を問わず大いに食べてもらいたい食材です。

なかでも、更年期を迎えた女性におすすめです。大豆食品に多く含まれる成分の**イソフラボン**は、倦怠感や不安感、イライラ、抑うつなど、**女性の更年期障害の症状を和らげる**と指摘されるからです。ちなみに、更年期障害は女性に限ったことではなく、男性にもあることがわかり、こちらは「ＬＯＨ症候群」という名前もついています。

女性は女性ホルモン**「エストロゲン」**が、男性は男性ホルモン**「テストステロン」**が、それぞれ加齢と共に低下するのが更年期障害の主な原因です。

原因となるホルモンの種類に違いがあることから、イソフラボンの効き目は一般的に**女性のほうが大きい**のです。

また、国立がん研究センターの調査で、大豆食品には**乳がんの予防効果**があることも明らかになっています。

もともと乳がんは欧米に多く、アジアでは少ないことで知られています。

しかし、アジアからアメリカに移住した集団では、乳がんが増えることがわかっています。さらに日本でも、都会で暮らす女性のほうが乳がん死亡率が高い傾向にあります。

これらのことから、生活習慣とくに食習慣が、乳がんの発症と大きな関係があるのではないかと言われてきました。

そのリスクを軽減する要素の一つが、大豆食品やそこに含まれるイソフラボンと考えていいでしょう。

――プロテインは摂らないほうがいい

とはいえ、大豆食品の摂りすぎには注意し、バランスのいい摂取を心掛ける必要もあります。たとえば、味噌には塩分が多く含まれているので、高血圧の心配が生じます。味噌は発酵食品でもあることから積極的に摂る人がいます。

ですが、**朝の味噌汁1杯**くらいがいいでしょう。

なかでも**注意してほしいのが、プロテイン製品**です。粉末や液体で売られているプロテイン製品には、牛乳由来の「ホエイプロテイン」と、大豆由来の「ソイプロテイン」があります。

スポーツクラブのインストラクターから、筋肉増強や疲労回復にプロテインをすすめられた人も多いでしょう。とくに、女性はイソフラボン効果を期待してソイプロテインを好む傾向にあります。

しかし、ホエイプロテインだろうとソイプロテインだろうと、**摂らないほうがいい**のです。その理由は3章で説明した通り、腎臓を疲れさせるからです。

腎臓の疲れは全身の疲れを呼び、あらゆる病気を引き寄せます。

こうした不自然なものに頼らず、日頃から、**納豆や豆腐などを美味しく食べれば充分**でしょう。

牧田式
ミラクルフード 5

アルコール

意外に思われるかもしれませんが、私が推奨するミラクルフードとして、アルコールが入ります。多くの患者さんを診てきた経験からも、私自身の体験からも、アルコールは健康に恩恵をもたらし、疲労回復に寄与します。

一般的に言われているような**リラックス効果**があるのはもちろんのこと、**上手にお酒を飲みながら食事をする**ことで、血糖値のコントロールがうまくいくからです。血糖値の乱高下が疲労を呼ぶことは、これまで何度も述べてきた通りです。

私の患者さんたちの多くは、「FreeStyleリブレ」という測定器を用いて、普段から自分の血糖値の変化を把握しています。

この機器は、食事中はもちろん、入浴中も就寝中もずっと装着していられるため、「どんな状況で血糖値がどう変動するか」が一目でわかるのです。

私自身も、食事内容が血糖値に与える影響について、**自分の体を使ってたびたび実験・調査**を繰り返しています。

その結果、患者さんたちと私が共に明確に認識しているのが、**「ビールや紹興酒、甘い梅酒などを除いて、アルコールは血糖値を上げない」**ということです。

むしろ、お酒を飲むと血糖値は下がります。実際に「アルコール性低血糖」という症状があり、生化学の教科書にもその実例が載っています。

血糖値が上がらなければ、疲れないし太りません。ですから、**アルコールを上手に生活に取り入れている人は、案外、健康**なのです。

みなさんの周囲の人たちを思い起こしてください。お酒好きの人は太っているでしょうか。そうではなく、むしろスマートな人が多いのではないかと思います。

反対に、巨体をゆらし、息を切らして歩いているような人は、お酒よりも米飯や麺類などの主食が好きではありませんか。

あるいは、糖質の多いビールばかり飲んでいたり、飲んだ後にシメのラーメンを食べたりしていませんか。

要するに、疲労や肥満を呼ぶのは糖質であり、アルコール成分ではありません。

焼き鳥、刺身、冷や奴、枝豆、鍋……など糖質の少ないメニューをおつまみに、お酒を飲んで夕食を終わらせる人は太りません。

お酒を飲まずに米飯をたくさん食べる人が太るのです。

加えて、先述の通り、お酒を飲まない人たちの夕食は短時間で終了します。

同じものを食べるのでも、時間をかければ血糖値の上昇は緩やかになります。**お酒を飲みながらゆっくり食べること**が、健康維持にも疲労回復にも繋がります。

——蒸留酒に糖質はほぼ含まれない

また、信頼の置ける研究で、アルコールは体内の**ＡＧＥを半分近くにまで下げる**という報告もなされています。

こうしたことから、飲める人は大いに飲んだらいいと私は思っています。

もちろん、アルコールをミラクルフードにできるのは、**「飲める体質の人」という前提**があります。

アルコールは「アセトアルデヒド脱水素酵素」によって分解されますが、日本人にはこの酵素の活性がまったくない人が約４％います。活性はあるけれど弱い人が約40％。残りの約55％は欧米人と同じように飲めるタイプです。

では、多数派はどれかといったら55％の飲める人たちです。それなのに、弱い人たちが結構いるためでしょうか、日本では「お酒は体に良くないもの」という思い込みが浸透しているように思えます。この思い込みによって、飲める人たちまでもがセーブしているのは残念な話です。

なお、ウイスキー、ジン、焼酎などの**蒸留酒に糖質はほぼ含まれません**。

醸造酒であるワインや日本酒には、わずかに糖質が含まれますが、血糖値を上げるほどではありません。むしろ、健康にいい効果があるのでおすすめです。

２００４年に行われたドイツの研究では、**白ワインに痩せる効果**があることがわかっています。おそらく、白ワインに含まれる**「酒石酸《しゅせきさん》」という成分の働きによって血糖値が下がる**からではないかと推測されています。

一方、**赤ワインのポリフェノールは疲労や老化を予防する作用**があります。世界一長生きしたフランス人女性ジャンヌ・カルマンさんは、赤ワインを愛飲していました。

また、日本酒にはアミノ酸が含まれ、**美肌効果**があります。

しかも、体内で生成することができない必須アミノ酸のリジン、トリプトファン、ロイシン、イソロイシン、運動時のエネルギー源になるアラニン、内分泌・循環器系機能の調整や成長ホルモンの分泌を促すアルギニン、免疫機能の維持や消化管を守るグルタミン酸などが**バランス良く含まれています**。

とくに、醸造アルコールを添加していない純米酒には、アミノ酸が2つ以上結合したペプチドが多く含まれます。これらのペプチドは、**皮膚の保護や保湿に大きな効果**を発揮することがわかっています。

――アルコールは「飲み方」が重要

私は、毎日の夕食には白ワインを中心にアルコールを楽しんでいます。

ただし、一気に大量に飲むようなことはしません。**同時にミネラルウォーターも1リットル以上**、必ず飲みます。それによって血中アルコール濃度が薄まるため、悪酔いすることもありません。

このように、健康を維持し、疲れ知らずでいるために、アルコールは**「飲み方」が重要**です。

いわゆる**「やけ酒」は最悪**。なにも食べずに強いお酒をがぶがぶ飲めば、胃が荒れますし、肝臓にも大きなダメージを与えます。

かといって、ピザやポテトフライなど糖質の多いものをつまみにすれば、血糖値が上がってしまいます。

本当は強くないのに、**無理して飲むのもいけません**。お酒の弱い人が飲みすぎると、血圧が上がって脳卒中になりやすいことがわかっています。

また、食道がんや口腔《こうくう》がんのリスクも上がります。

先にも述べましたが、アルコールが苦手な人は、**糖質量に配慮したノンアルコール飲料や炭酸水**などを食事と一緒に楽しむのもいいでしょう。**欧米では食事中に炭酸水を飲む人**が少なくありません。

要するに、米飯やパン、麺類などの主食をぱくぱく食べて短時間で終了するような夕食は避けたほうがいいということです。

牧田式ミラクルフード 6

グラスフェッド食材

日本で牛や豚などの家畜を飼育するときには、たいてい、人工的に配合した穀物類を餌として与えます。炭水化物が多い高エネルギーの餌を与えて畜舎で育てると、動物は脂肪分が多い体になるからです。こうした飼育法は**「グレインフェッド」（穀物飼育）**と呼ばれます。

これに対して、**「グラスフェッド」（牧草飼育）**と呼ばれる飼育法は、牧草を餌として与え、放牧を基本とします。運動量が多いので、動物は引き締まった体に育ちます。

こうしたグラスフェッドで育てられた牛の肉やミルクといった食材は、**ビタミンやミネラル、アミノ酸などが豊富**に含まれているため、最近は意識が高い人に向けた食品にも利用されるようになりました。

もっとも、グラスフェッド食材の健康効果は、以前より指摘されていました。

126ページで紹介した歯科医のW・Aプライス博士が、1930年代から調査した中で、とくに健康な人が多かった地域の一つに、スイスのレジェンド渓谷という隔絶された村がありました。

当時、世界中で恐れられていた結核などの感染症はゼロで、みんな**心肺機能が高く、驚くほど歯がきれい**だったそうです。

そんな彼らがよく摂っていたのが、**全粒粉のパン**と、**グラスフェッドの牛乳やチーズ**です。グラスフェッドの牛乳やチーズに含まれるビタミンやミネラルの含有量は、普通の牛乳を用いた製品と比較して遥かに高かったそうです。

ただ、土地の狭い日本では牧草地が確保しにくく、なかなかグラスフェッドが普及しにくい一面があります。そのため、どうしても輸入に頼り、価格も高く、購入できる店も限られます。

それでも、牛肉や牛乳、バターやチーズなどの乳製品は、グラスフェッドにするのが、健康を考えたときの理想です。私自身、**手間をかけてもグラスフェッド食材を取り入れるようにしている**理由を説明しましょう。

●グラスフェッドの牛肉

畜舎で育ったグレインフェッドの牛は、早く成長させるために肥育ホルモンを注射されているケースがあります。この肥育ホルモンは成長促進を目的としたもので、発がん性が指摘されています。また、狭い畜舎での病気感染を防ぐために抗生物質も使われます。

これら肥育ホルモンや抗生物質が使われた牛肉を食べることで、私たちの体にどのような悪影響があるかわかりません。

一方、牧草を探しながら動き回っている牛は、そうした心配がないばかりか、畜舎で育てられた牛と比較して、**赤身が多く脂肪分の少ない肉質**となります。霜降り肉とは違った歯ごたえのある肉本来の味が楽しめます。

また、グラスフェッドの赤身肉には、**疲労回復に必要なビタミンやミネラル**がたくさん含まれています。

健康に良い脂質である**「オメガ3脂肪酸」**も、グレインフェッド牛の**2~5倍**含まれます。オメガ3脂肪酸は血流を良くし、皮膚細胞の新陳代謝を活発にするので、美肌効果も期待できます。

さらに、**良質の睡眠が得られる可能性**も高まります。

グラスフェッド牛には、必須アミノ酸の一種である**「トリプトファン」**が多く含まれます。体内に取り込まれたトリプトファンからはセロトニンが生成され、そのセロトニンからメラトニンが生成されます。

セロトニンは**「幸せホルモン」**と呼ばれるように、心を穏やかにしてくれます。ストレスだらけの現代人にとって、**精神的な疲れを癒す**ために欠かせません。

メラトニンは、催眠作用のあるホルモンで、睡眠と覚醒のサイクルを整えます。

こうしたホルモンの働きによって質の良い睡眠が得られれば、それだけ疲労の回復も早くなります。

●グラスフェッドの牛乳

牧草地で放牧された牛から取れるミルクは、「グラスフェッドミルク」と呼ばれます。

多くの牛乳はグレインフェッドで育てられた牛から搾られ、そこにはやはり肥育ホルモンや抗生物質の心配がつきまといます。

グラスフェッドミルクはそうした不安がなく、**ビタミンやカロテンなどの栄養素も豊富**に含まれています。カロテンには、皮膚や粘膜を丈夫にしたり、免疫力をアップしたりする効果があります。

グラスフェッドミルクは**濃厚でありながら後味がスッキリ**しており、そのまま飲むのはもちろん、カフェオレやミルクティーにも向いています。

●グラスフェッドの乳製品

グラスフェッドミルクからつくられるバターやチーズは、肥育ホルモンや抗生物質が使用されていないので、一般の牛乳からつくられるものより安心です。

グラスフェッドバターは、原料のミルクに含まれるカロテンの色素から、一般的なバターより濃い黄色をしています。不飽和脂肪酸が多く、体に吸収されやすいため、**美容や健康を考えた人たちに好まれている**ようです。

グラスフェッドチーズは、ミルクを凝縮したようなコクのある味わいです。モッツァレラやゴーダなど、さまざまなタイプのチーズがあります。そのままワインのつまみにするだけでなく、**サラダやパスタなどの料理に活用**してもいいでしょう。

こうしたグラスフェッドの食材を取り入れることで、心身への健康効果が得られることはもちろん、**意識の面でもプラス**になります。

少しずつグラスフェッドの食材を取り入れるようになった私の知人は、食に対する関心がかなり高まったそうです。

それまで、自分が口にするものが「誰によってどうつくられたのか」など考えたこともなかったのに、**「食品のルーツを辿《たど》ることの大切さ」**に気づいたというのです。

その結果、食品を買うときはおのずと産地や添加物などをチェックするようになり、オーガニック食品を買う機会が増えたと言います。

日頃から**口にする食材について深く考える**ことは、これまでとは違う体を手に入れることに繋がります。

「疲れた」と言いつつ、さらに疲労を蓄積するような食事や食習慣を繰り返し、慢性疲労を嘆くような生活はもう終わりにしましょう。

あなたの心掛け次第で、苦もなく疲労と決別できる日は必ずやってきます。

おわりに

最後までお読みいただきありがとうございます。

みなさんを悩ませている「**疲労**」の〝**真犯人**〟と、その〝**撃退法**〟がご理解いただけたのではないかと思います。

2023年に、一般社団法人日本リカバリー協会などが全国の10万人（20〜79歳）を対象に行った調査によれば、**コロナ禍が収束したにもかかわらず、「疲れている人」の割合は約8割**にのぼり、**疲労に対する日本人の深刻な状況**が報告されています。

現代日本において、疲労はまさに〝**国民病**〟といっても過言ではないでしょう。

ちなみに、男性よりも女性のほうが、高齢者よりも働き盛りの若い世代のほうが、疲労を自覚している割合が高いそうです。

ビジネスの現場は人手不足が深刻化し、また少子高齢化対策が喫緊の課題であるにもかかわらず、**国や行政、企業の支援はひどく覚束《おぼつか》ない**ものとなっています。

こうした状況にあって、多くの人が**将来に対する不安**を感じ、仕事や家事にも手が回りきらず、**心身共に疲弊している**のは間違いないでしょう。

しかも現代人の疲労は、先人たちのそれとは異なり、**多層化、複雑化**が進んでいます。

一昔前まで、「疲れた」という言葉が口をつくときは、脳や肉体を酷使したときが大半でした。この種の疲労は、たいてい一晩ぐっすり眠れば解消されるものです。

ところが、現代は、日々**さまざまな種類の疲労**が待ち受けています。

ＩＴ機器を長時間使うことによる眼精疲労や肩こり、過酷な仕事のノルマや職場の人間関係からくるストレス、日常のやりとりにおける些《さ》細《さい》ないざこざなど、少しずつですが、着実に疲労は蓄積しています。

さらに、一部の人にとっては、**ＳＮＳの普及**が「気の休まる暇もない」状況になっています。本来なら、休憩時間や仕事を終えた後の楽しみであったはずのＳＮＳが、**評価を気にするあまり心を疲弊させる材料**となっているのです。

現代人の疲労は、さまざまな要素が複雑怪奇に絡まり、もはや**「どこが疲れているのかわからないけど、ひどく疲れている」**といった様相を呈しています。

しかし、「たかが疲れ」などと甘く考えてはいけません。

たとえば、パソコンを使う作業が続いて、肩がこったり目がしょぼしょぼしたりしているとき、疲れているのは肩や目だけではありません。人間の体はすべてが繋がっており、**一部の不調は気づかぬうちに全身に悪影響**を及ぼします。

とくに沈黙の臓器である腎臓に疲労が蓄積し、その機能が低下すれば、老廃物や毒素の排出に支障を来し、さらに**慢性疲労を深刻化**させます。それどころか、糖尿病、心疾患、脳卒中、がん、認知症など**あらゆる病気の原因**もつくりだします。

こうした負の連鎖を断ち切るためにも、みなさんに積極的に取り組んでほしいことこそ、**「食事の見直し」**なのです。

仕事の内容を変えたり、人間関係から抜け出したりすることは、自助努力だけでは難しい部分があります。睡眠にしても、その質を改善することは、素人には簡単なことではありません。睡眠の改善にこだわりすぎると、「ああ、今日もまたよく眠れなかった……」などと落ち込んでしまい、かえって疲労を溜め込む可能性があります。

一方で、**食事は自分の意思だけで、すぐに、簡単に、変えられる**のです。

しかも、みなさんがやるべきことは極めて単純。

糖質を減らす。この一言に尽きます。

現代人の食生活には、**〝隠れ糖質〟**が多く潜んでいるため、みなさんの多くが想像以上に糖質を摂っています。「摂らされている」と言ったほうが適切かもしれません。

そして、気づかぬうちに**〝糖質中毒〟**に陥ってしまい、これが慢性疲労の大きな原因です。

アルコールもニコチンも同じですが、中毒（依存症）に陥れば、その物質こそが「最高に美味しい」と感じます。糖質中毒の人は、「糖質こそが最高の美味」と洗脳されているようなものです。しかし、それは**脳の〝誤解〟**に過ぎず、本当に美味しいものがほかにいくらでもあることは、みなさんもご存じの通りです。

世界中を見渡すと、長寿で知られる国や地域の人は、糖質中毒とはやはり無縁です。

イタリアのサルデーニャ島もその一つで、ワインを飲みながら新鮮な魚や野菜、質の良い肉を食べ、**１００歳を超える元気な高齢者がたくさん**います。

最高の食事術が、最強の肉体と精神をつくりあげるのです。

どうか、大切な人生を最後まで楽しんでください。限られた時間の多くを、「疲れた」と思って過ごすようなことをしないでください。

最後に、世界最高齢となる１２２歳まで元気に生きたフランス人女性、ジャンヌ・カルマンさんの２つのモットーを紹介します。

❶ なにも恐れないこと

❷ 不平を言わないこと

おそらくカルマンさんは、ひたすら人生を前向きに楽しく生き抜いたのだと思います。

彼女が今の日本人を見たら、**「疲れている暇なんてないわ。美味しいものをいっぱい食べて飲んで、人生を楽しまないと！」**と活を入れることでしょう。

私も、彼女のように生きていきたいと思っています。

そして、なによりもみなさんが、彼女のように人生を楽しめることを祈っています。

２０２４年６月　牧田善二

食品・調理法別「AGE含有量」リスト

食品名（調理法）	含有量（KU/100g）	1食の目安（g）
牛肉（生）	707	90
牛肉（ステーキ／超レア）	800	90
牛肉シチュー	2657	90
牛肉（ステーキ／フライパン）	1万58	90
牛肉（直火焼き）	7497	90
フランクフルト（直火焼き）	1万1270	90
フランクフルト（茹でる）	7484	90
ミートローフ	1862	90
ミートボール	2852	90
ハンバーガー	5418	90
鶏肉（バーベキュー）	8802	90
鶏肉（水炊き）	957	90
鶏肉（焼く／フライパン）	4938	90
鶏肉（唐揚げ）	9732	90
鶏肉（蒸し焼き）	769	90
鶏肉（丸焼きバーベキュー／皮つき）	1万8520	90

食品名（調理法）	含有量 （KU/100g）	通常摂取量 （g）
ベーコン	9万1577	13
豚肉（スペアリブ）	4430	90
ソーセージ（生）	1861	90
ソーセージ（焼く／フライパン）	5426	90
鮭（生）	528	90
鮭（スモーク）	572	90
鮭（焼く／フライパン）	3084	90
魚（鍋）	761	90
鱒（生）	783	90
鱒（焼く／25分）	2138	90
エビ（冷凍を電子レンジ調理）	4399	90
エビ（フライ）	4328	90
チーズ（プロセス）	4470	30
バター（非発酵バター）	2万3340	5
マヨネーズ	9400	5
豆腐（生）	488	90
豆腐（軽くソテー）	3569	90
豆腐（茹でる）	628	90

食品名（調理法）	含有量（KU/100g）	通常摂取量（g）
卵（目玉焼き）	2749	45
卵（スクランブルエッグ／1分）	173	30
卵（オムレツ／低温12分）	223	30
パンケーキ	2263	30
ベーグル	167	30
フレンチトースト	850	30
ビスケット	1470	30
ドーナツ	1407	30
クッキー（チョコチップ）	1683	30
パスタ（茹でる／12分）	242	100
きゅうり（生）	31	100
玉ねぎ（生）	36	100
トマト（生）	23	100
野菜（にんじんなどのグリル）	226	100
バナナ	9	100
りんご	13	100
りんご（焼き）	45	100
干しぶどう	120	30

食品名（調理法）	含有量（KU/100g）	通常摂取量（g）
牛乳（4%脂肪）	5	250
ヨーグルト（プレーン）	3	250
りんごジュース（100%）	2	250
オレンジジュース（100%）	6	250
はちみつ	7	15
アイスクリーム	34	250
ワイン	11.2	250
コーヒー（ミルクと砂糖入り）	2.4	250
紅茶	2	250
しょうゆ	60	15
ケチャップ	13.3	15

参考：AGE測定推進協会

牧田善二 （まきた・ぜんじ）

AGE牧田クリニック院長・医学博士
糖尿病・合併症治療・アンチエイジング専門医

1951年、北海道生まれ。北海道大学医学部卒業。地域医療に従事した後、ニューヨークのロックフェラー大学医生化学講座などで、糖尿病合併症の原因として注目されるAGEの研究を約5年間行う。

血中AGEの測定法を世界で初めて開発し、『The New England Journal of Medicine』『Science』『THE LANCET』などのトップジャーナルに論文を発表する。

北海道大学医学部講師、久留米大学医学部教授を経て、2003年から糖尿病をはじめとする生活習慣病、肥満治療のための「AGE牧田クリニック」を東京・銀座で開業。延べ20万人以上の患者を診ている。

著書に、シリーズ90万部超の『医者が教える食事術 最強の教科書』、10万部超の『糖質中毒 痩せられない本当の理由』ほか多数。著書累計は200万部を超える。

AGE牧田クリニック　https://www.ageclinic.com/

装丁　井上新八
構成　中村富美枝
編集協力　稲岡総平デザイン室

疲れない体をつくる
最高の食事術

2024年 7 月 3 日　初版第1刷発行

著者　牧田善二
発行人　小坂眞吾
発行所　株式会社小学館
〒101-8001
東京都千代田区一ツ橋2-3-1
編集　03-3230-5535
販売　03-5281-3555

印刷所　図書印刷株式会社
製本所　牧製本印刷株式会社

ISBN978-4-09-311573-5